Sirtfood-Diät

Stoffwechsel ankurbeln und Fettverbrennen am Bauch durch die Einführung in die Sirtfood Diät

Inklusive Sirtfood Rezepten, Ernährungsplan und Trainingsplan

Die Wahrheit über Sirtuine die kritische Betrachtung der Sirtfood Diät

1 Auflage
Autor: Food Balance

Inhaltsverzeichnis

Einleitung

Durch die Regenbogenpresse geistert seit ein paar Jahren eine Diät, die den Anwendern verspricht, das eigene Körpergewicht pro Woche um drei Kilogramm zu reduzieren. Geworben wird mit Namen wie der Sängerin Adele, dem Profiboxer David Haye, Pippa Middleton oder auch der Kultfigur „Cindy aus Marzahn". Sie alle sollen auf die **Sirtfood-Diät** schwören, die im Jahr 2015 von Goggins und Matten in den USA vorgestellt wurde. Die Sirtfood-Diät geht von falschen Voraussetzungen aus: Goggins und Matten behaupten, dass Sirtuine in Lebensmitteln enthalten seien. Wenn wir durch die entsprechenden Lebensmittel genügend Sirtuine aufnehmen, dann sei das Abnehmen ein Kinderspiel. Richtig ist jedoch, dass Sirtuine nur in lebenden tierischen Organismen enthalten sind – angefangen vom einfachen Einzeller bis hin zum menschlichen Organismus. Sirtuine sind Gene, die in der DANN verortet sind. Die Besonderheiten der Sirtuine werden vorgestellt sowie Lebensmittel besprochen, die eventuell zu einer verstärkten Aktivität der körpereigenen Sirtuine führen. Ohne Sirtuine ist kein langes Leben möglich. Studien weisen darauf hin, dass Sirtuine überlebensnotwendige Bausteine unseres Organismus sind. Die diätetischen Einzelheiten deuten darauf hin, dass diese Diät eine Mischung aus mediterraner und ostasiatischer Küche ist.

Sirtfood – ein neuer Stern am Himmel der Wissenschaft?

Schlank sein, fit sein, ewig jung sein, nicht altern – eine Wunschvorstellung nicht nur heute. Das Thema „Ewige Jugend“ ist seit jeher ein Phänomen, das die Menschheit beschäftigt hat und heute immer wieder mit neuen Erkenntnissen beflügelt. Immerhin schien in der Götterwelt der Antike dieses Problem bereits gelöst zu sein, wenn auch nicht immer zur Zufriedenheit aller. Die Göttin der Morgenröte, Eos, heiratete Tithonos. Er war der Sohn des Königs von Troja, Laomedon. Eos besaß als Göttin bereits die Unsterblichkeit und ewige Jugend. Tithonos als Königssohn von Troja besaß weder das eine noch das andere. Also wurde der Göttervater Zeus von Eos gebeten, ihrem Liebsten die Unsterblichkeit zu geben. Was aber beide vergessen hatten, war die ewige Jugend. Tithonos wurde zwar unsterblich, jedoch der Alterungsprozess nahm seinen Lauf. Als nur noch eine krächzende Stimme von dem einstigen trojanischen Held übriggeblieben war, wurde er erlöst und in eine Zikade verwandelt.

Wir nehmen den Alterungsprozess bislang als etwas Gegebenes hin. Doch offensichtlich existieren Lebewesen, die diesem Prozess – auch ohne göttlichen Beistand – nicht unterliegen beziehungsweise nur in einem begrenzten Ausmaß. Forscher am Max-Planck-Institut für demografische Forschung in Rostock untersuchen in einem Langzeitexperiment den Süßwasserpolyp Hydra. Diese Tierart besitzt ein bereits ein einfaches Nervensystem. Dennoch altert Hydra nur unwesentlich. Die Vermehrung bei Hydra findet asexuell statt, es produziert ständig genetisch identische Nachfahren. Zudem besitzt Hydra eine große Anzahl von Stammzellen. Die ständige Teilung der Stammzellen führt zu einer steten Neubildung oder Regeneration einzelner Körperteile. Der Hydrakörper erneuert sich also laufend. Für die komplexen und komplizierten Vorgänge bei Hydra haben die Forscher bislang noch kein Gen gefunden, das als Erklärung für das Nichtaltern beziehungsweise umgekehrt infrage kommen könnte.

Die Alterungsprozesse bei den Wirbeltieren vollziehen sich sehr unterschiedlich. Bei einem Nagetier wie der Hausmaus beträgt die Lebensspanne 2 bis 3 Jahre, wohingegen bei einem Verwandten, dem Nacktmull, die Lebensspanne bis zu 28 Jahre betragen kann. Als eines der am längsten lebenden Tiere gilt die Aldabra-Riesenschildkröte namens Adwaita, die 2006 im Zoo von Kalkutta an einer Infektion gestorben ist. Zu dem Zeitpunkt war die Schildkröte vermutlich 256 Jahre alt, nach Aufzeichnungen war die Schildkröte um 1750 oder sogar etliche Jahre früher geschlüpft.

Der Alterungsprozess wird nach Lipsky und King durch verschiedene Faktoren charakterisiert: die Fitness nimmt ab und zwar sowohl die physische wie auch die mentale Fitness. Die Faltenbildung vor allem im Gesicht nimmt zu. Die Mobilität schränkt sich ein. Die Anfälligkeit für Krankheiten nimmt zu. Vor allem im Alter steigt das Risiko zu sterben deutlich. Mit achtzig Jahren ist das Risiko des Sterbens 300 Mal größer als bei Zwanzigjährigen. Medvedev hat in den neunziger Jahren des letzten Jahrhunderts versucht, die Theorien zum Altern aus dem vergangenen Jahrhundert zu sammeln. Er ist dabei bereits auf über 300 verschiedene Theorien gekommen und gibt zu bedenken, dass noch weitere Theorien in den nächsten Jahrzehnten hinzukommen werden durch die schnell wachsenden wissenschaftlichen Erkenntnisse.

Ein Hauch von Unsterblichkeit

Der Hauch von Unsterblichkeit weht bereits um uns herum. Dennoch wird es bestimmt noch einige Jahrzehnte – oder auch länger, doch was ist schon ein Jahrzehnt mehr oder weniger, wenn es um ein unsterbliches Dasein geht – dauern, bis überhaupt der Schlüssel zur Unvergänglichkeit gefunden wird. Und ist er gefunden, ist auch noch längst nicht geklärt, ob damit nicht wiederum neue Probleme auftauchen, die wir heute nur ansatzweise erahnen können. Die große Frage ist zudem, ob wir dies überhaupt möchten. Wird uns möglicherweise der eigene Wille genommen, die eigene Entscheidung über uns und unser Leben, unser Dasein? Werden wir letztlich nur noch fremdgesteuert? Ist die Eigenverantwortlichkeit auf einmal nur noch eine Illusion? Wer entscheidet über ein begrenztes Leben? Wie wird die Entscheidung getroffen, wer leben darf und wer nicht? Sollten die Visionen eines Aldous Huxley, der in seinem Roman „Schöne Neue Welt“ – 1932 erschienen - oder auch eines George Orwell mit seinem Roman „1984“ – 1948 veröffentlicht - Recht behalten mit einer Welt, die nur noch aus Kriegen und Diktaturen besteht?

Die kurze Auflistung der Fragen zeigt schon, dass wir nicht nur mit Fragen konfrontiert werden, die nur die Naturwissenschaft beantworten kann. Sondern genauso sind alle geisteswissenschaftlichen Disziplinen gefragt, Antworten zu suchen: Ethik, Rechtsphilosophie, Politische Philosophie, Sozialphilosophie, Religionsphilosophie, Kulturwissenschaften, Wissenschaftstheoretiker.

Um eine Beantwortung dieser Fragen soll es auf den nachfolgenden Seiten auch gar nicht gehen. Vielmehr steht im Vordergrund, ob wir selbst etwas dazu beitragen können, dass es uns gesundheitlich besser geht. Haben wir es selbst in der Hand, unser Immunsystem zu stärken, so dass wir weniger oder sogar gar keine Medikamente benötigen – sehr zum Leidwesen der Pharmaindustrie. Denn die Pharmaindustrie lebt davon, dass wir krank sind. Ein gesunder Mensch ist für die Pharmabranche ein verlorener Kunde. Sie kann an ihm nichts verdienen.

Die Altersforschung, ein noch recht junger Zweig innerhalb der Medizin, ist mittlerweile dem Vorgang des Alterns und der Alterungsprozesse sehr weit auf die Spur gekommen. Leonhard Hayflick hat eine klare Definition des Alterns gegeben. Altersveränderungen sind keine Krankheit. Sie treten (a) bei jedem vielzelligen Tier auf, das bei der Fortpflanzungsreife eine festgelegte Größe erreicht. Altersveränderungen (b) kreuzen nahezu alle Artenbarrieren. (c) Sie treten bei allen Mitgliedern einer Art erst nach dem Alter der reproduktiven Reifung auf. (d) Sie kommen bei allen Tieren vor, die aus der freien Wildbahn entfernt und von Menschen geschützt werden, auch wenn diese Art wahrscheinlich nicht für Tausende oder sogar Millionen Jahre gealtert ist. (e) Sie kommen praktisch in allen belebten und unbelebten Stoffen vor. (f) Alle Alterungsvorgänge haben die gleiche universelle molekulare Ätiologie, das heißt thermodynamische Instabilität. Im Gegensatz zum Altern gibt es keine Krankheit oder Pathologie, die diese sechs Eigenschaften teilt.

Der Lebensstil ist für das Altern ein wesentlicher Faktor, der nicht außer Acht gelassen werden darf. Der weltweit höchste Anteil an Hundertjährigen ist auf der japanischen Insel Okinawa anzutreffen. Diese Menschen zeichnet neben ihrem hohen Alter eine hohe Selbständigkeit sowie eine sehr geringe Inzidenz sogenannter Alterskrankheiten aus. Sie ernähren sich einerseits kalorienarm. Andererseits ist ihre Nahrung gekennzeichnet von hoher Nährstoffdichte und einem hohen Anteil an Antioxidantien. Wesentlich scheinen neben einem gesunden Lebensstil die Nahrungs- und Kalorienrestriktion sich positiv auf die Verlängerung der Lebens- und Gesundheitsspanne auszuwirken.

Die Alterungsprozesse werden unter anderem durch die sogenannten Sirtuine gesteuert, die in allen Organismen anzutreffen sind. Selbst in Viren und Bakterien sind sie vorhanden. Das bedeutet, dass genetische Faktoren ebenso wie Umweltbedingungen und der Lebensstil Einfluss auf Alterungsprozesse zu nehmen.

Was sind Sirtuine

Auch wenn bereits einiges über die Sirtuine bekannt ist, reicht es doch noch lange nicht aus, ein abschließendes Urteil abzugeben.

Das erste Sirtuin wurde in den neunziger Jahren des letzten Jahrhunderts entdeckt. Eine mehr oder wenige zufällige Entdeckung stand am Anfang. Bei der Suche nach langlebigen Hefemutanten wurde das „silent information regulator two"-Gen – Sir2 – entdeckt. Mittlerweile sind insgesamt 7 ähnliche Gene bekannt, sie werden in der Literatur stets als Sirt1 bis Sirt7 abgekürzt. Bekannt ist von den Sirtuinen vor allem, dass sie die zelluläre Regulation steuern.

Dass Sirtuine für die Verlängerung der Lebensspanne wichtig sind, konnte in einigen Studien an Mäusen und Taufliegen (Drosophila melanogaster) nachgewiesen werden. Interessanterweise führt nicht eine Reduzierung der Nahrungsaufnahme zur Verlängerung der Lebensspanne. Sondern die Anreicherung von Sirtuinen im Fettgewebe ist der entscheidende Faktor. Eine damit einhergehende Nahrungsrestriktion, d.h. Reduktion der Nahrungsaufnahme ohne Mangelernährung ist als lebensverlängernder Effekt erkannt worden.

Als ein weiterer positiver Effekt einer vermehrten Zuführung, der sogenannten Überexpression, von Sir2 ist wohl eine Unterstützung in der Behandlung von Krebserkrankungen. Die Überexpression führt zu einer Nahrungsrestriktion. Das wiederum bedeutet quasi ein Aushungern der Tumorzellen.

Die Aktivierung der Sirtuine kann durch verschiedene Stoffe erfolgen. Einer der Aktivatoren ist Resveratrol. **Resveratrol** ist in Weintrauben enthalten und findet sich auch im Rotwein. Die Aktivierung von Sirtuin durch Resveratrol ist inzwischen zweifelsfrei nachgewiesen.

Weitere positive Effekte sind auch im Hinblick auf andere Erkrankungen zu sehen: An Mäusen konnte eine erhöhte Insulinsensitivität beobachtet werden und in der Folge eine verbesserte Insulinsekretion. Eine Überexpression von Sirtuin reguliert die Adipogenese. Der Energieumsatz im Körper wird gesteigert. Zudem gibt es Hinweise darauf, dass zu wenig Sirtuin an der Entstehung von Alzheimer beteiligt ist.

Die Regulation des Fettstoffwechsels wird durch Sirtuin deutlich erhöht. Ein niedriger Fettstoffwechsel führt bekanntermaßen zu Fetteinlagerung und -anlagerung mit der Folge von Proteinmangel. Die Gegensteuerung durch die Zuführung von Sirtuin wirkt sich auf die Nahrungsaufnahme aus ohne Entstehung einer Mangelernährung. Die Lebensspanne wird erweitert. Bei der Nahrungsrestriktion kommt es nicht zu einer Mangelversorgung mit Vitaminen und lebenswichtigen Spurenelementen. Die Nährstoff- und Kalorienaufnahme wird reduziert. Eine Nahrungsrestriktion als diätetische Maßnahme und zur Verzögerung von Alterungsprozessen wird bereits seit längerer Zeit vermutet. Zwar wird schon seit einigen Jahren die Kalorien- und Nahrungsreduktion propagiert mit der Folge, dass es mittlerweile sogar eine internationale Community gibt (http://www.crsociety.org). Generell besteht jedoch das Problem der allgemeinen Akzeptanz für diese diätetischen Maßnahmen, die teilweise eine Kalorienreduktion um bis zu 25% propagieren.

Von den insgesamt 7 bei Säugetieren einschließlich Menschen gefundenen Sirtuinen gilt Sirt7 als das am wenigsten erforschte Sirtuin. Das Max-Planck-Institut für Herz- und Lungenforschung in Bad Nauheim hat es sich zur Aufgabe gemacht, die Funktionsweise und Wirkung von Sirt7 zu erforschen. Für die Erforschung wurden Mäuse verwendet. Um das Ergebnis vorwegzunehmen, sei es bereits an dieser Stelle genannt: Die Forschungsgruppe um Eva Bober konnte schlüssig nachweisen, dass Sirt7 aktiv in die Alterungsprozesse eingreift. Sie erstellten eine Gruppe beziehungsweise einen Stamm von Mäusen, bei denen gezielt das Gen Sirt7 ausgeschaltet wurde. Diese Mäuse wiesen verschiedene Anzeichen vorzeitiger Alterung auf und besaßen eine deutlich verkürzte Lebensspanne. Innerhalb der ersten Lebensmonate wiesen die Sirt7-defizienten Mäuse keine Veränderungen gegenüber den normalen Mäusen auf. Ab dem 7. Lebensmonat jedoch zeigten sich die ersten Anzeichen einer vorzeitigen Alterung. Die defizienten Mäuse zeigten bereits eine Wirbelsäulenverkrümmung, die Unterhautfettschicht war vermindert, das Körpergewicht war geringer als bei den normalen Mäusen. Weitere Alterungsanzeichen waren eine gesteigerte Entzündungsreaktion und damit verbunden ein wesentlich geringeres Regenerationspotential. Die normalen Stressabwehrmechanismen waren deutlich herabgesetzt. Die Körpertemperatur konnte bei einsetzender Kälte nicht mehr aufrechterhalten werden. Eine Nahrungskarenz konnte ebenfalls nicht mehr kompensiert werden. Die normale Kompensation bedeutet Aufrechterhaltung des Blutzuckerspiegels. Dies war den Sirt7-defizienten Mäusen überhaupt nicht möglich. Ein wesentlicher Aspekt zeigte sich jedoch bei der Lebensspanne: Gegenüber den normalen Mäusen war die Lebensspanne bei den defizienten Mäusen um **50%** niedriger, d.h. die defizienten Mäuse starben bereits nach der Hälfte der normalen Lebenszeit von Mäusen. Dieses Ergebnis zeigt eindrucksvoll die Bedeutung des Sirtuins.

Fehlt das Sirt7-Gen bei den Mäusen, zeigte sich sehr früh – bereits im Alter von 5 bis 7 Monaten – eine typische Alterserscheinung: die Herzhypertrophie. Bei den normal alternden Kontrollmäusen trat die Herzvergrößerung erst zum Ende des zweiten Lebensjahres auf. Die Herzvergrößerung führte zu degenerativen Alterungsprozessen am Sirt7-defizienten Mäuseherz. Ein deutlich gestiegener frühzeitiger Zelltod (Apoptose) war im gesamten Herzmuskel zu beobachten. Das Remodeling führte zu fibrotischen Veränderungen. Weiterhin zeigten die defizienten Mäuseherzen viele Entzündungsherde, die nicht kompensiert werden konnten.

Wurden die Mäuse über einen längeren Zeitraum (sechs Wochen) mit einer sehr fettreichen Nahrung gefüttert, zeigten sich in der Leber der

Tiere deutliche Unterschiede: Die Kontrollmäuse lagerten eine große Menge Fett in der Leber ab. Die Sirt-7-defizienten Mäuse waren dazu nicht in der Lage.

Sirtuine sind in den Zellen aller Lebewesen nachweisbar. Offensichtlich funktionieren sie nach einem universellen Programm. Sirtuine sind auch besonders aktiv, wenn es darum geht, Stresssituationen zu bewältigen. Stress bedeutet auch Kälte, Hitze, Infektionen, Nahrungsknappheit. Die Lebensqualität kann durch die Aktivierung von Sirtuinen – unabhängig von Stress – die Lebensqualität verbessert werden.

Gesund durch Kalorienrestriktion – Sirtuinanregende Ernährung

Offensichtlich hat das, was wir essen und trinken, einen großen Einfluss auf die Verstoffwechselung der Nahrung. Wir wissen, dass die aufgenommene Nahrung zuerst im Mund zerkleinert und mit Speichel versehen breiiger wird. Durch den Schluckakt gelangt die Speise via Speiseröhre in den Magen. Dort wird sie weiter durchmischt, zerkleinert, eventuell vorhandene Mikroorganismen werden durch die Magensäure, die während des Essens einen sehr sauren pH-Wert aufweist, abgetötet. Die sogenannte Peristaltik der Magenmuskulatur befördert den Speisebrei in den Zwölffingerdarm und von dort geht es durch den Dünndarm bis zum Enddarm, wo der unverdauliche Rest durch den After ausgeschieden wird. Wo aber findet die Resorption der für unseren Körper wichtigen Nährstoffe statt? Im Mund, in der Speiseröhre und im Magen ist eine Resorption kaum möglich. Die Resorption aller wichtigen Nähr- und Mineralstoffe findet erst ab dem Zwölffingerdarm (Teil des Dünndarms) statt. Übrigens haben sehr viele Medikamente, die in Tablettenform genommen werden, einen magensaftsäureresistenten Überzug, damit sie nicht bereits im Magen in ihre einzelnen Bestandteile zerlegt und durch die Säure unwirksam gemacht werden.

Die Vorschläge zur Gewichtsreduzierung überschlagen sich in den letzten Jahren zunehmend. Das ist auch nicht weiter verwunderlich, schenkt man einer Statistik aus dem Jahr 2017 Glauben. Demnach sind allein in Deutschland 59% der Männer und 37% der Frauen übergewichtig beziehungsweise gelten als adipös, also schwer übergewichtig. Als Richtlinie für die Einschätzung von Übergewicht gilt der Body Mass Index (BMI). Der BMI wird aus dem Verhältnis von Körpermasse zur

Körpergröße berechnet. Die Körpermasse wird in Kilogramm angegeben und die Körpergröße in Meter. Der BMI ist geschlechtsunabhängig. Das Normalgewicht liegt bei einem BMI-Wert zwischen 18,5 bis 25. Ein BMI-Wert von 25 bis 30 zeigt eine Übergewichtigkeit und ab einem BMI über 30 wird von Adipositas gesprochen. Etwas differenzierter wird der BMI bei Kindern berechnet. Tatsache ist jedoch, dass auch Kinder bereits mit einem sehr hohen prozentualen Anteil in der Gruppe der Übergewichtigen vertreten sind.

Einige Anmerkungen zu Diätprogrammen

Die Gründe für Übergewichtigkeit liegen auf der Hand: Zuviel essen bei zu wenig Bewegung. Die Lebensmittel und vor allem auch die Getränke sind zu kalorienhaltig. Eine Diät, die in den letzten Jahren sehr populär geworden ist, wurde in erster Linie für Patienten entwickelt, die eine Nierenerkrankung haben und demzufolge oft auch einen Bluthochdruck (Hypertension). Unter der Abkürzung DASH (Dietary Approaches to Stop Hypertension) wurde diese Diätempfehlung bekannt, die aber strenggenommen eine Ernährungsempfehlung ist. Das Ziel war, eine Ernährung zusammenzustellen, die es betroffenen Patienten ermöglichte, ohne Medikamente den Blutdruck zu senken. Wissenschaftler konnte nachweisen, dass infolge der Ernährungsumstellung weitere gesundheitliche Probleme gelöst werden können. Der Cholesteringehalt im Blut wird gesenkt. Das wiederum führt zu einer Senkung des Infarktrisikos. Herzinfarkt (Myokardinfarkt) und Schlaganfall (apoplektischer Insult) gingen in dieser Patientengruppe deutlich zurück im Vergleich zu Patienten ohne diese Ernährungsempfehlungen. Entscheidend bei dieser Diät ist, dass die Zufuhr von Natriumchlorid (Salz) reduziert wird. Deshalb war sie auch vorrangig für Patienten entwickelt, die sich zeitlebens an eine spezielle Ernährung ohne viel Salz halten müssen. Dass wir zu viel Salz in unseren Speisen verwenden, ist seit längerer Zeit bekannt. Den täglichen Salzbedarf von 2 bis 3 Gramm decken wir bereits durch den täglichen Konsum von Wurst, Käse und Brot zum Frühstück und Abendessen. Werden die zubereiteten Speisen zusätzlich gesalzen, beträgt die tägliche Salzaufnahme bis zu 10 Gramm und mehr. Die Folgen sind bekannt: Die Risiken für Herzinfarkt, Schlaganfall und Bluthochdruck steigen rasant.

Diese Diät ist für die Zielgruppe - Patienten mit einer Nierenerkrankung – sinnvoll und lässt sich von den Patienten eher realisieren als von denjenigen, die nur abnehmen wollen und sich dabei auch noch einen positiven Effekt auf ihr gesamtes Wohlbefinden erhoffen. In einem Leitfaden zu dieser Diät werden die Autoren auch nicht müde, immer darauf zu verweisen, wie gefährlich doch Übergewicht und Bluthochdruck für uns seien. Gleichzeitig wird aufgelistet, was wir essen und trinken dürfen. Die Verbotsliste ist lang und schreckt sicherlich viele davon ab, diese Ernährungsempfehlungen für eine längere Zeit auszuprobieren. Denn frühestens nach 4 Wochen sei erst ein positiver Effekt zu verspüren.

Die DASH-Diät folgt den gleichen Mustern, die auch bei allen anderen gut gemeinten Abnehm- oder Ernährungsempfehlungen zu finden sind. Es wird darauf verwiesen, dass

- der Abnehmeffekt sehr verzögert eintritt
- die Liste der verbotenen Nahrungsmittel und Getränke immer länger wird
- die Warnung bei Nichtakzeptanz der Ernährungshinweise auf Krankheiten und deren Folgen wird wiederholt.

Die Programme zum Abnehmen und gesunder Ernährung folgen alle dem Jojo-Effekt. D.h. nach einiger Zeit verlieren Viele die Lust an der Diät, weil sie sich in ihren Entscheidungen sehr eingeengt fühlen. Sie haben zwar bemerkt, dass sie sich etwas besser gefühlt haben während der Diät, vielleicht haben sie auch etwas abgenommen. Doch auf einmal ist wieder der Heißhunger auf ein Gericht, etwas Süßes oder vielleicht auch ein Glas Wein so übermächtig, dass alle „guten" Vorsätze über den Haufen geworfen werden mit der Folge, dass das Körpergewicht wieder ansteigt. Das Problem bei diesem Jojo-Effekt ist, dass sogar ein höheres Körpergewicht erreicht wird als vor Beginn der Diät. Also wird Ausschau nach anderen Abnehmprogrammen gehalten und das Spiel beginnt von vorne. Im Übrigen darf auch nicht verkannt werden, dass manche Diätprogramme eine sehr einseitige Ernährung propagieren. Spurenelemente wie Kalzium, Jod oder Eisen können gerade bei Kindern und Schwangeren zu erheblichen Mangelerscheinungen führen.

Die Sirtuin-Diät – Vor- und Nachteile

Die Bedeutung und Lebens- beziehungsweise Überlebensstrategie der Sirtuine ist weiter oben dargestellt worden. Die Sirtuine – von denen der Mensch 7 besitzt – bezeichnen Gene, die unter anderem für die Verdauungsprozesse erforderlich sind, die aber auch für ein funktionierendes Immunsystem notwendig sind. In der wissenschaftlichen Forschung wird auch darüber diskutiert, dass die Sirtuine bei der Krebstherapie erfolgversprechend eingesetzt werden können. Dabei ist die Frage zu klären, wie es bewerkstelligt werden kann, dass die Sirtuine gezielt an die Krebszellen herangehen und ihr Werk der Vernichtung der Krebszellen verrichten.

Sirtuine sind zwar nicht in Obst, Gemüse, Fleisch usw. enthalten, jedoch gibt es Lebensmittel, die sehr unterschiedlich auf die körpereigenen Sirtuin-Gene wirken. Manche Lebensmittel und Getränke sind wahre Booster für die Sirtuine, andere wiederum lassen sie in Ihrer Aktivität erschlaffen. Die Aktivität der Sirtuine führt zu einem **erhöhten Stoffwechselumsatz**. Demzufolge wird überschüssiges Fett abgebaut – Gewichtsabnahme -, andererseits findet ein Muskelaufbau statt. Die Muskelmasse bleibt erhalten, die Muskeln werden sozusagen neu trainiert. Zwar ist bei der Sirtfood-Diät die aufzunehmende Kalorienzahl pro Tag limitiert. Das Kaloriendefizit hat jedoch im Gegensatz zu anderen Diätprogrammen den positiven Effekt der **Sirtuin-Aktivierung**. Die Kalorienreduzierung bedeutet zum einen, dass Hauptmahlzeiten – Frühstück, Mittagessen, Abendessen – nicht durch viele Nebenmahlzeiten ergänzt werden, andererseits die Kalorienanzahl pro Tag insgesamt reduziert wird. Der Magen ist nicht ständig gefüllt und mit dem Nahrungsbrei beschäftigt, sondern er kann sich zwischen den Mahlzeiten entleeren und ausruhen.

Die positiven Effekte: Die Produktion der Magensäure wird heruntergefahren, der Magen nicht einem ständigen pH-Wert im Bereich von 1 ausgesetzt, die Magenschleimhaut kann sich erholen. Andererseits wird durch diese Änderung der Nahrungsaufnahme der Körper einer Stresssituation ausgesetzt. Freie Radikale als Abfallprodukt der Energiegewinnung überfluten den Körper. Der Körper reagiert auf diese Überflutung mit der Aktivierung seiner antioxidativen Abwehrsysteme. Der vorher entstandene körpereigene Stress wird kompensiert. Durch diese Kompensation wird das Immunsystem aktiviert und Entzündungsprozesse werden bekämpft. Schäden in der DNA (=Desoxyribonucleinsäure) können ebenfalls repariert werden. Dadurch kann dem Alterungsprozess entgegengewirkt werden. Eine aktive Krebsvorbeugung ist eine weitere Folge der Kompensation von körpereigenem Stress.

Die Ruhephase des Magens hat übrigens noch einen weiteren ganz wesentlichen Effekt: Die Vorbeugung vor der Refluxkrankheit und der möglichen Einnahme von Protonenpumpenhemmern (PPI). Deshalb an dieser Stelle ein Exkurs zur Anatomie und Pathophysiologie des Magens. Nebenbei bemerkt waren laut einer Untersuchung von Forgacs und Loganayagam bereits vor über zehn Jahren PPI eine der weltweit am häufigsten verordneten Wirkstoffklassen, obwohl nachweislich in sehr vielen Fällen keine klare Indikationsstellung für die Medikamente vorlag. Die Überverordnung lag 2006 zwischen 25% und 70%. Allein in Großbritannien machte die Verordnung von PPI 90% aller Verordnungen säurehemmender Medikamente aus.

Der Magen ist im Verdauungssystem die zweite Station. Erste Station ist der Mund, in dem die durch den Kauvorgang zerkleinerte Nahrung mit Speichel und einer Unmenge an Bakterien aus dem Mund versetzt wird. Der Speichel sorgt dafür, dass der Speisebrei über die Speiseröhre (lat. Oesophagus) ungehindert in den Magen (gr. gaster, lat. ventriculus) gelangen kann. Die Übergangsstelle zwischen Speiseröhre und Magen bildet die Cardia, die auch einen fließenden Übergang des zweischichtigen Plattenepithels der Speiseröhre zum dreischichtigen Zylinderepithel des Magens darstellt. Die Cardia öffnet sich während des Schluckvorgangs kurzfristig für die Beförderung des Speisebreis aus der Speiseröhre in den Magen. Ansonsten ist beim Gesunden dieser Abschnitt des Verdauungstraktes verschlossen.

Abbildung 1: Der Magen

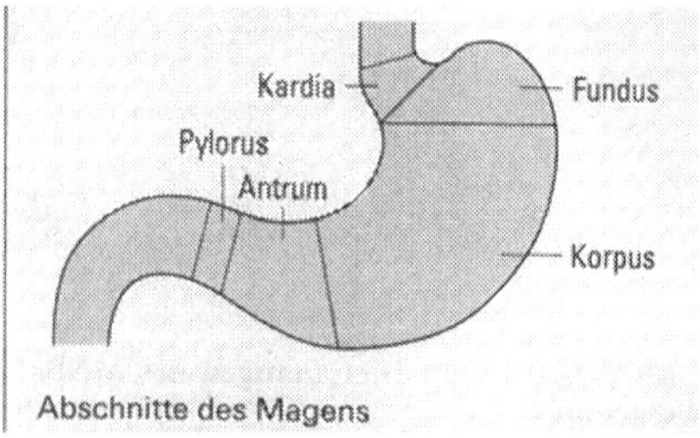

Quelle: Pschyrembel S. 1006

Im Magen findet keine Resorption aus der Nahrung statt. Vielmehr ist es Aufgabe des Magens, der streng genommen ein Muskelschlauch ist, die geschluckte Nahrung weiter zu zerkleinern und mit verschiedenen Sekreten zu durchmischen. Der so entstandene Nahrungsbrei – Chymus genannt - wird an das Duodenum (Zwölffingerdarm) weitergegeben. Magen und Duodenum sind durch einen Ringmuskel, den Pylorus, voneinander getrennt.

Die Durchmischung des Nahrungsbreis wird durch die Peristaltik bewerkstelligt, die sich zuerst im oberen Bereich des Magens in der Nähe der Cardia bemerkbar macht. Die Peristaltik sorgt zusätzlich für den Transport des Speisebreis von der Cardia zum Pylorus. Im Cardia-Bereich ist keine Peristaltik vorhanden. Vielmehr wird hier der Tonus aufrechterhalten, der dafür sorgt, dass die Cardia verschlossen bleibt, solange keine Nahrungsaufnahme stattfindet. Die Aufrechterhaltung des Tonus wird durch die Art der aufgenommenen Nahrung beeinflusst sowie durch das Gewicht des Menschen. Die Peristaltik wird unter anderem durch den Nervus Vagus gesteuert. Wird dieser Nerv durchtrennt, ist die Magenfunktion erheblich gestört.

Bei Übergewichtigkeit herrscht in der Bauchhöhle ein erhöhter Druck, der dazu führt, dass der Spannungszustand der Cardia nicht mehr aufrechterhalten bleibt. Die Cardiainsuffizienz ist die Folge. Das führt zu einem Zurückfließen des Mageninhaltes in die Speiseröhre beziehungsweise bei leerem Magen zu einem Rückfluss von Magensäure in den Oesophagus. Eine vorübergehende Cardiainsuffizienz kann übrigens auch bei Schwangeren entstehen.

Für eine Cardiainsuffizienz gibt es weitere Gründe, die der Vollständigkeit halber aufgeführt werden. Zum einen kann es einen genetischen Grund für einen unvollständigen Verschluss haben. Andererseits ist es auch möglich, dass die Speiseröhre sich verkrampft oder zu eng ist. In beiden Fällen dauert der Transport der Speise in den Magen zu lange, die Cardia ist zu lange geöffnet, so dass saurer Mageninhalt in die Speiseröhre fließen kann. Wenn dieser Vorgang zu häufig geschieht, entzündet sich die ösophageale Schleimhaut. In diesem Fall wird fachspezifisch von einer „Refluxösophagitis“ gesprochen. Deutlich wahrnehmbare Symptome sind das Sodbrennen bzw. das saure Aufstoßen.

Die Refluxösophagitis birgt auch eine weitere Gefahr für den betroffenen Menschen: Es kann sich infolge des ständigen Refluxes ein Barrett-Syndrom oder Barrett-Ösophagus entwickeln. Durch den ständigen Reflux entzündet sich die Schleimhaut, die aus Plattenepithelzellen gebildet wird und verändert sich in ein Zylinderepithel. Der Barrett-Ösophagus wird mittlerweile als Präkanzerose eingestuft. Unbehandelt entwickelt sich ein Plattenepithel-Karzinom.

Die Diagnostik eines Barrett-Syndroms kann nur endoskopisch erfolgen. Dabei werden auch Gewebeproben für die pathohistologische Untersuchung entnommen. Die Endoskopie allein ist für die Diagnose nicht ausreichend. Es ist auch bekannt und nachgewiesen, dass diese Erkrankung auch genetische Ursachen haben kann. Einige der krankheitsverursachenden Gene konnten nachgewiesen werden. Jedoch handelt es sich letztlich um ein multifaktorielles Geschehen, da nicht allein genetische Ursachen für die Entstehung des ösophagealen Plattenepithelkarzinoms infrage kommen. Weitere Ursachen sind verhaltensbedingt, d.h. sie liegen in der Verantwortung der Patienten. Dazu zählen die Ernährung und Genussmittelkonsum. Es ist bereits lange bekannt und vielfach dokumentiert, dass der gleichzeitige Nikotin- und Alkoholabusus die Entstehung von Plattenepithelkarzinomen im oberen Verdauungstrakt (Mundhöhle, Rachen, Speiseröhre) begünstigt. Hinzu kommen noch iatrogene Faktoren: Eine Strahlentherapie im Kopf- und Halsbereich wird als späteres Risiko für die Entstehung eines Plattenepithelkarzinoms im mittleren und unteren Bereich des Ösophagus angesehen.

Sehr fettreiche Mahlzeiten und Genussgifte wie Alkohol und Nikotin haben ebenfalls negative Wirkungen auf die Cardiafunktion. Der Tonus wird herabgesetzt und die Cardia schließt nicht mehr korrekt.

Das Zylinderepithel produziert einen Schleim, die den gesamten Magen auskleidet. Dieser Schleim bildet eine Schutzschicht gegenüber der Magensäure. Der pH-Wert des Magensaftes schwankt beträchtlich, er kann zwischen pH1 bis pH7 liegen. Der pH-Wert ist abhängig von der Tageszeit, der Nahrungsaufnahme und dem Körpergewicht. Allein der

Gedanke an Essen führt zu einer verstärkten Produktion der Magensäure und einem Absinken des pH-Wertes auf pH1.

Der sehr niedrige pH-Wert der Magensäure ist deshalb von wesentlicher Bedeutung, da im Magen Bakterien und andere Mikroorganismen, die der Mensch mit der Nahrung aufnimmt, abgetötet werden.

Pro Tag wird eine Menge von 1 bis 3 Liter Magensaft produziert. Nicht alle Zellen im Magen produzieren Magensäure. Diese wird von den Belegzellen gebildet, die sich hauptsächlich im Korpus- und Fundusbereich des Magens befinden. Die normale Anzahl säurebildender Zellen beträgt ungefähr 10^9. Beim Zollinger-Ellison-Syndrom ist die Zahl säureproduzierender Zellen deutlich erhöht. Bei diesem Syndrom handelt es sich um eine endokrine Erkrankung des Magen-Darm-Trakts. Gastrinbildende Tumore, die benigne oder maligne sein können und überwiegend im Pankreas angesiedelt sind, führen zu einer Dauerstimulation der Belegzellen der Magenschleimhaut. Die Folge ist eine Überproduktion der Magensäure. Diese Hypersekretion von bis zu 10 Liter/Tag führt zwangsläufig zu einer Hyperazidität. Die Folge sind multiple Ulzera, gefolgt von Blutungen und Perforationen.

Das Zollinger-Ellisson-Syndrom (ZES) bezeichnet ein komplexes krankhaftes Geschehen, das für betroffene Patienten sehr belastend ist. Auslöser der Erkrankung ist ein neuroendokriner Tumor mit Sitz im Pankreas, dem Duodenum oder den Lymphknoten in der Umgebung. Der Tumor produziert Gastrin. Der hohe Gastrinspiegel führt zu einer vermehrten Produktion und Ausschüttung an Magensäure. Die geschätzte Neuerkrankung pro Jahr liegt bei 1 bis 2 Personen pro 1.000.000 Einwohner. Die Gastrinome nehmen neben anderen neuroendokrinen Tumoren eine Sonderstellung ein. Sie können sowohl gutartig als auch bösartig sein bzw. sich von einem gutartigen Tumor zu einem bösartigen Tumor wandeln. Sie werden auch als Karzinoide bezeichnet. Dieser Begriff weist zum einen auf die Seltenheit der Tumore hin, andererseits ist es ein Sammelbegriff für alle hormonbildenden Tumore. Der Begriff Karzinoid deutet auch darauf hin, dass die Prognose bezüglich einer Heilung günstiger einzustufen ist als bei den echten Karzinomen. Die

Bezeichnung Karzinoid geht auf den deutschen Pathologen Siegfried Oberndorfer zurück, der 1907 diesen Begriff erstmals verwendete.

Wenn auch die Gastrinome relativ selten sind, so haben insgesamt gesehen alle Karzinoid-Formen in den letzten fünfzig Jahren zugenommen. Eine mögliche Erklärung dafür könnte sein, dass eine Veranlagung für neuroendokrine Tumore vererbt wird. Die genetische Grunderkrankung ist die Multiple Endokrine Neoplasie Typ1 (MEN1). Ein genetischer Test kann Aufschluss darüber geben, ob das für die Erkrankung verantwortliche Gen vererbt worden ist oder nicht.

Symptomatisch für die Gastrinome sind Sodbrennen, häufige Durchfälle sowie Magen- und Darmulzera. Werden im Frühstadium der Erkrankung PPI verabreicht, kann das dazu führen, dass die eigentlich Diagnose nicht mehr gestellt wird bzw. gestellt werden kann.

Eine sichere Diagnostik des ZES ist die endoskopische Untersuchung mit Entnahme einer Gewebeprobe, die pathohistologisch untersucht werden muss. Denn erst die pathohistologische Untersuchung gibt Aufschluss über das Ausmaß der Erkrankung und das Stadium der Erkrankung. Eine Untersuchung des Pankreas erfolgt endosonographisch.

Die endoskopische Untersuchung des gesamten Verdauungstraktes findet mithilfe eines Kapselendoskops statt. In der kleinen Kapsel befindet sich eine Kamera einschließlich Beleuchtung sowie ein Sender und eine Antenne. Die kleine Kapsel wird vom Patienten geschluckt, durchfährt den gesamten Magen-Darm-Trakt und wird über den natürlichen Ausgang ausgeschieden.

Weitere Untersuchungsmethoden sind die Computertomographie, die Positronen-Emissions-Tomographie und die Szintigraphie.

Die Therapie des ZES besteht in erster Linie in der Verabreichung von PPI. Eine operative Behandlung steht erst an zweiter Stelle, wenn gesicherte Metastasen vorhanden sind.

Ein Ulcus beschreibt einen Substanzdefekt der Haut oder Schleimhaut. Das Magengeschwür – Ulcus ventriculi – wie auch das Zwölffingerdarmgeschwür – Ulcus duodeni – beschreibt demzufolge einen umschriebenen Substanzverlust der Schleimhaut. Das Ulcus ventriculi ist überwiegend im Bereich des Antrums an der kleinen Kurvatur des Magens lokalisiert. Der Wegfall der die Magenschleimhaut vor der aggressiven Magensäure schützenden basischen Schleimschicht, die von den Nebenzellen und den Antrumdrüsen gebildet wird, gibt der Magensäure Gelegenheit, zunächst die Schleimhaut zu verätzen. Anschließend kommt es zu einem Gewebedefekt, infolgedessen die Lamina muscularis mucosae durchdrungen wird. Das Vordringen und die gleichzeitige Zerstörung der einzelnen Magenwandschichten in tiefere Schichten ist möglich. Der oberflächliche Schleimhautdefekt ist noch kein Ulcus, sondern wird als Erosion bezeichnet. In diesem Stadium ist bei entsprechender Therapie und Vermeidung Ulcus auslösender Faktoren eine folgenlose Ausheilung möglich. Ulcus begünstigende Faktoren sind u.a. Alkohol, Nikotin, Medikamente wie die Nichtsteroidalen Antirheumatika (NSAR), aber auch Stress und Übergewicht. Vor allem die durch NSAR verursachten Ulcera verlaufen in sehr vielen Fällen zunächst ohne klinische Symptomatik. Erst im Fall einer Blutung oder sogar Perforation der Magenwand sind klinische Anzeichen deutlich vorhanden. Die regelmäßige Einnahme von NSAR erhöht das Ulcusrisiko um den Faktor 5. Im Fall einer Blutung oder Perforation ist eine chirurgische Intervention erforderlich. Differentialdiagnostisch ist bei einem Ulcus immer auch an ein tumoröses Geschehen zu denken.

Auslöser für ein Ulcus ist in den meisten Fällen eine durch Helicobacter pylori (HP) induzierte Infektion. Helicobacter pylori ist ein Bakterium aus der Gruppe der gramnegativen Stäbchen und zählt zu den Enterobateraceae. Es gelangt über den Mund in den Magen und besiedelt hier die Schleimhaut. Das Vorkommen von Helicobacter pylori ist ubiquitär, d.h. es kommt überall auf der Welt vor. Insbesondere in den Entwicklungsländern ist eine fast hundertprozentige Durchseuchung der Bevölkerung mit Helicobacter pylori. In den hochentwickelten Industrieländern ist die Durchseuchung aufgrund der besseren Hygienebedingungen nur gering. Dennoch trägt fast jeder Zweite der über

Fünfzigjährigen dieses Bakterium in sich. Durch Absonderung von Ammoniak, das einen basischen pH-Wert hat, schützt sich das Bakterium vor der aggressiven Magensäure. Das basische Milieu um das Bakterium herum hat zwei Auswirkungen: Die schützende Schleimschicht wird für Helicobacter pylori durchlässiger. Dadurch kann es bis zur Magenwand vordringen und sich dort festsetzen. Die zweite Auswirkung ist eine vorübergehende Absenkung der Magensäureproduktion. Die Dauer der Absenkung ist sehr unterschiedlich, sie kann einige Wochen andauern, aber auch einige Monate. Nach der vorübergehenden Absenkung kommt es zu einer vermehrten Magensäureproduktion.

Die Diagnostik eines durch HP induziertes Ulcus besteht u.a. aus der Ösophago-Gastro-Duodenoskopie mit Biopsieentnahme. Die Biopsie wird histologisch und mikrobiologisch untersucht. Zusätzlich kann ein HP-Antigennachweis im Stuhl erfolgen.

Die Therapie einer HP-Infektion mit konsekutiver chronischer Magenschleimhautentzündung besteht in der Eradikation, d.h. vollständige Eliminierung der Bakterien sowie der Herabsetzung der Magensäureproduktion. Die Eradikation ist deshalb wichtig, weil HP auch an der Entstehung von Magenkarzinomen beteiligt ist. Die Therapie besteht aus einer Kombination von Protonenpumpeninhibitoren (PPI) und 2 verschiedenen Antibiotika. Die Therapiedauer beträgt zwischen zehn und vierzehn Tagen. Nach vier bis sechs Wochen erfolgt eine Kontrolle hinsichtlich des therapeutischen Erfolgs der Eradikation von HP. Eine Dauertherapie mit PPI ist nicht erforderlich.

Die nichtsteroidalen Antirheumatika (NSAR) sind eine der am häufigsten verordneten Medikamente. Eine der vielen Nebenwirkungen ist bei einer längerdauernden Einnahme die nachhaltige Schädigung der Magenschleimhaut. Die Prostaglandinsynthese, die für die Bildung der Magenschutzschicht gegenüber der Magensäure verantwortlich ist, wird nachhaltig geschädigt. Dadurch kann die Magensäure die Schleimhaut angreifen und schädigen. Weil die NSAR u.a. schmerzlindernd wirken, bemerken die Patienten anfangs nichts von den durch das Medikament ausgelösten Ulcus-Bildung.

Die Magensäure besteht aus Salzsäure. Die Produktion ist ein sehr komplexer Vorgang, der durch verschiedene Hormone, unter anderem Gastrin, Histamin und Acetylcholin, und den Nervus Vagus gesteuert wird. Das Zusammenspiel und die Rückkopplung führen zur Stimulation der Ausschüttung von Salzsäure. Dies geschieht über die Aktivierung der Protonenpumpe, der sogenannten H^+/K^+-ATPase. Hemmende Wirkung hat das Somatostatin.

Protonenpumpeninhibitoren, kurz PPI genannt, sind Medikamente, die in den Magensäurehaushalt eingreifen. Sie hemmen die Bildung der Magensäure. Die Wirkstoffe der PPI wirken nicht direkt im Magen, sondern gelangen über den Blutkreislauf in die sekretorischen Kanäle der Belegzellen des Magens. Erst am Wirkort werden sie durch die Säure (Protonen) in ihre aktive Form umgewandelt, welche dann an die H^+/K^+-ATPase bindet und diese irreversibel in ihrer Funktion als Protonenpumpe blockiert.

Die PPI werden meistens in Tablettenform verabreicht. Damit sie nicht von der Magensäure angegriffen und unwirksam gemacht werden, sind die Tabletten mit einem magensäureresistenten Überzug versehen. Mit dem Chymus werden die Tabletten in das Duodenum und Jejunum (Dünndarm) befördert. Erst hier werden die Tabletten aufgeschlossen und der Wirkstoff gelangt durch Resorption in den Blutkreislauf.

Soweit der kleine Exkurs zu Anatomie und Physiologie des Magens.

Welche Lebensmittel in der Sirtfood-Diät erlaubt sind und welche nicht – diese Frage kann schnell beantwortet werden: Erlaubt sind nahezu alle Lebensmittel, die jeder Hausfrau und jedem Hobbykoch bekannt sind. Nur wenige Lebensmittel sind nicht erlaubt. Die Diät baut auf den Verzehr von viel Gemüse und Obst. Hier sind der Fantasie kaum Grenzen gesetzt. Hinzukommen – vielleicht überraschend, doch bei genauerem Hinsehen gar nicht mehr verwunderlich – Rotwein und Zartbitterschokolade mit einem Mindestkakaogehalt von 80% bis 85%. Bei den Gewürzen sind ist das Augenmerk auf Knoblauch, Chili, und Zwiebeln zulegen. Bei der Salatzubereitung ist Olivenöl zu verwenden.

Fleisch, Fisch und Eier sind ebenso erlaubt. Bei den Getränken sind Kaffee, Tee (v.a. grüner Tee) und Mineralwasser erlaubt.

Die in den nachfolgenden Tabellen aufgeführten Lebensmittel dienen nur als Anregung. Die tägliche Speisekarte kann um andere Lebensmittel ergänzt werden. Erläuterungen zu einzelnen Lebensmitteln folgen nach der Tabelle.

Kategorie	Lebensmittel
Früchte	• Äpfel • Brombeeren • Cranberries • **Erdbeeren** • Goji Beeren • Schwarze Johannisbeeren • Pflaumen • Rote Trauben
Gemüse und Hülsenfrüchte	• Artischocken • Brokkoli • **Buchweizen** • Brunnenkresse • Chicoree • **Grünkohl** • **Grüner Sellerie** • Grüne und weiße Bohnen • Pak Choi • Petersilie • **Radicchio** • **Rucola** • Schalotten • Spargel • Weiße Bohnen • Zwiebeln • **Rote Zwiebeln**
Getränke	• Schwarzer Tee • **Grüner Tee** • Weißer Tee • Matcha Tee • **Kaffee** • **Rotwein**
Nüsse und Samen	• Chia Samen • Erdnüsse • Kastanien • Pekannüsse • Pistazien

	• Sonnenblumenkerne • **Walnüsse**
Kräuter und Gewürze	• **Chilischoten** • Dill • Ingwer • **Kurkuma** • **Liebstöckel** • Minze • Oregano • Salbei • Schnittlauch • Thymian • Zimt
Getreide	• **Buchweizen** • Popcorn • Quinoa • Vollkornmehl
Sonstiges	• **Kakao und 85% Schokolade** • Olivenöl • Soja • **Datteln** • **Kapern**

**Eigene Tabelle über die wichtigsten Sirtfood Lebensmittel nach Aidan Goggins und Glen Matten*
**Die dick markierten Lebensmittel zählen zu den wichtigsten Zutaten, während einer Sirtfood Diät.*

Der **Matcha Tee** ist ein wesentliches Element der japanischen Teezeremonie. Es ist ein Grüntee, der zu einem feinen Pulver zermahlen wird. Dieses Teepulver kann auch zur Aromatisierung von Smoothies verwendet werden. Der Anteil der Aminosäure L-Theanin ist in Matcha Tee deutlich höher als in anderen Grüntees. Dadurch wirkt der Tee bzw. das Pulver in den Smoothies anregend auf das zentrale Nervensystem. Die Adrenalinausschüttung wird angeregt. Die Wachsamkeit wird gesteigert. Außerdem wird durch die Aminosäure L-Theanin die Gehirnaktivität verbessert. Diskutiert wird deshalb auch ein möglicher positiver Einfluss auf Alzheimer-Erkrankung. Weiterhin kommt es zu einer Stressreduzierung und Entspannung.

Auberginen haben einen hohen Kaliumgehalt. Sie haben einen entzündungshemmenden Effekt sowie eine antioxidative und krebsschützende Wirkung. Der Stoffwechsel wird angeregt, der Haut wird überschüssiges Wasser entzogen. Die Haut wird straffer, d.h. weniger Cellulitis. Die in der Aubergine zusätzlich enthaltenen Vitamine B1, B2 und Folsäure verstärken die Hautwirkung. 100 Gramm Auberginen enthalten übrigens nur 17 Kalorien.

Die **Heidelbeeren** oder auch Blaubeeren genannt sind wahre Alleskönner. Ihr Antioxidantienpotential ist sehr hoch. Durch die Polyphenole – Flavonoide und Phenolsäuren – entfalten sie eine vorbeugende Wirkung gegen Krebs sowie gegen Herzkreislauferkrankungen. Die Mineralstoffe Eisen, Kalzium, Kalium und Magnesium sind ebenfalls enthalten wie auch große Mengen an Vitaminen (B1, B2, Niacin, E, A, C). Eine gehörige Portion an Ballaststoffen fördert zudem die Verdauung. Eine antibakterielle Wirkung wird der Blaubeere ebenfalls nachgesagt.

Die Wirkung der **Himbeere** ist der Heidelbeere ähnlich. Sie weist einen hohen Vitamingehalt (C, A, E, B1, B2, B6) auf sowie zusätzlich Mineral- und Gerbstoffe. Die Mineralstoffe sind im wesentlichen Kalium, Phosphor, Kalzium und Magnesium, Natrium, Eisen und Zink. Die Himbeere wirkt entzündungshemmend, beruhigend, fiebersenkend. Sie stärkt das Immunsystem und wirkt der Arteriosklerose entgegen. Das wiederum senkt das Risiko für Bluthochdruck, Herzinfarkt und Schlaganfall.

Chili, als Gemüse oder Gewürz enthält den Wirkstoff Capsaicin. Capsaicin ist für die Schärfe verantwortlich. Daneben enthält Chili noch ätherische Öle, Carotinoide, Flavonoide und Vitamin C. Die Wirkung ist antibakteriell, schmerzlindernd, kreislauffördernd und verdauungsfördernd. Das Capsaicin regt den gesamten Stoffwechsel an. Die Katecholaminausschüttung wird erhöht, Schwitzen ist die Folge. Der Körper verbraucht mehr Kalorien, Gewichtsreduzierung (=Abnehmen) ist die Folge. Des Weiteren werden die Blutzucker- und Blutfettwerte durch Capsaicin normalisiert. Auch bestätigen mittlerweile Studien die positive Wirkung von Capsaicin bei der Krebsbehandlung.

Die positiven Wirkungen von **Knoblauch** sind bereits seit Jahrhunderten bekannt. Im alten China wusste man von der durchblutungsfördernden Wirkung, im alten Ägypten von der antibakteriellen Wirkung. Der Wirkstoff Allicin sorgt zum einen für die bei Menschen wirkenden Effekte, andererseits schützt das Allicin auch die Pflanze selbst vor Insekten, Schimmelpilzen und Bakterien. Mittlerweile ist bekannt und untersucht, dass das Allicin auch bei Menschen seine antibiotische, antivirale und fungizide Wirkung entfaltet. Insbesondere die antibiotische Wirkung ist erstaunlich, da Knoblauch auch gegen Bakterienstämme wirkt, die gegenüber pharmazeutischen Antibiotika resistent geworden sind. Zudem wird der Blutdruck gesenkt und durch die Senkung des Cholesterinspiegels im Blut der Arteriosklerose vorgebeugt. Der Nachteil von frischem Knoblauch ist in den sozialen Konsequenzen zu sehen

Warum **Rotwein** während der Diät erlaubt ist, lässt sich durchaus schlüssig erklären. Der mittlerweile entschlüsselte Wirkstoff Resveratrol, der im Rotwein in stärkerer Konzentration enthalten ist als in Weißwein, wirkt in erster Linie entzündungshemmend und chemopräventiv. Gleichzeitig wirkt es aber auch kalorienrestriktiv insofern, dass dem Körper vorgetäuscht wird, dass er genügend Kalorien aufgenommen hat. Das Resveratrol ist zunächst das pflanzeneigene Immunsystem. Es schützt die Weintraube vor Pilz-, Bakterien- und Virusinfektionen. Gleichzeitig wirkt es als Schutz vor zu hoher UV-Strahlung und anderen Toxinen. Das erklärt auch den unterschiedlichen Gehalt an Resveratrol in Rotweinen verschiedener Anbauregionen. Weintrauben aus Chile sind sehr unterschiedlichen Witterungsbedingungen ausgesetzt. Deswegen enthalten chilenische Rotweine mehr Resveratrol als Weine aus sonnenverwöhnten Regionen.

Zu Beginn der 1990er-Jahre wurde die Beobachtung publiziert, dass in Frankreich die Herzinfarktrate um 30 bis 40% niedriger lag als in den anderen europäischen Ländern. Dieses Ergebnis war umso erstaunlicher, weil die Franzosen viel rauchten und eine sehr cholesterinhaltige Nahrung bevorzugen. Die Erklärung: Der hohe Rotweinkonsum wirke cardioprotektiv. Insonderheit das in hoher Konzentration vorkommende Resveratrol sei dafür verantwortlich.

Weitere Studien haben auch eine hemmende Wirkung auf Krebszellen nachgewiesen. Eine karzinoprotektive Wirkung ist zusätzlich gegeben.

Der Wirksamkeit von Resveratrol stehen bei zu hohem Alkoholgenuss die alkoholtoxischen Schädcn gegenüber. Deshalb wird bei der Sirtfood-Diät auch nur **1 Glas** Rotwein an ein bis zwei Tagen pro Woche zugestanden.

Die 7-Tage-Diät – das Programm

Wer mit der Sirtfood-Diät beginnen möchte, muss sich bewusst sein, dass in den ersten Tagen – **Tag 1 bis 3** oder auch **Tag 1 bis Tag 4 (Phase 1)**– eine deutliche Kalorienreduktion einzuhalten ist. Die Reduzierung beläuft sich auf **1000 Kalorien** pro Tag. Das ist nicht das Einzige, worauf in den ersten Tagen zu achten ist. Insgesamt bedeutet die Sirtfood-Diät eine kolossale Ernährungsumstellung. In den ersten Tagen steht die Kalorienreduzierung an erster Stelle gepaart mit der strikten Einhaltung von **drei bis vier „Mahlzeiten" pro Tag**. Die Mahlzeiten verteilen sich auf zwei bis drei sogenannte Smoothies und einer „Hauptmahlzeit". Allgemein werden als Smoothies Getränke bezeichnet, die auf der Basis von Früchten hergestellt werden. Die Früchte werden püriert und mit etwas Flüssigkeit trinkbar gemacht. Die Smoothies der Sirtfood-Diät werden als grüne Smoothies bezeichnet, da sie anfangs aus Gemüse und Obst hergestellt werden (z.B. Grünkohl, Rucola, Petersilie, Sellerie, Apfel, Zitronensaft und Matcha Pulver). Als „Hauptmahlzeit" wird z.B. ein Salat mit kurzgebratenem Hähnchenbrustfilet zubereitet.

Ab dem **Tag 4** oder **Tag 5** wird die tägliche Kalorienzahl auf **1500 erhöht**. Die Anzahl der Smoothies wird reduziert zugunsten von zwei normalen Mahlzeiten mit viel Gemüse und Salat. Ab der **zweiten Woche** sind drei Mahlzeiten erlaubt zuzüglich einem Smoothie vor dem Frühstück. Ab jetzt sind auch kleine Snacks und ein Glas Rotwein erlaubt.

Nach **drei Wochen** ist das Sirtfood-Diät-Programm im Prinzip zu Ende beziehungsweise es wird in der Art und Weise fortgesetzt, dass mindestens zwei Mahlzeiten pro Tag nach den Prinzipien der Sirtfood-Diät zubereitet werden. Auch sollte ein Smoothie pro Tag auf dem Speisezettel stehen. Zusätzlich wird ein Fitnessprogramm empfohlen.

Genau betrachtet sind die Empfehlungen der Sirtfood-Diät eine Kombination aus der mediterranen und asiatischen Küche. Die mediterrane Küche gilt als eine der gesündesten Ernährung.

Sirtfood Rezepte

Rezepthinweise

Pck. = Packung
St = Stück
g = Gramm
kg = Kilogramm
ml = Milliliter
cm = Zentimeter
cl = Zentiliter
l = Liter
HV: Handvoll
Msp. = Messerspitze
TL = Teelöffel
EL = Esslöffel
n.B.= nach Bedarf

Green – Sirtfood – Juice

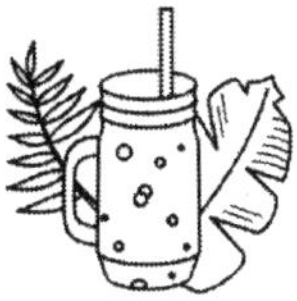

: 15 Minuten | Kalorien: 230 kcal

Zutaten für 1 Portion

150 g Grünkohl | 75 g Rucola | 2 Stangen Sellerie inklusive Blätter | 1 grüner Apfel | Zitrone (Saft) | ½ TL Matcha Pulver | 1 halbe HV Petersilie | 1 halbe HV Liebstöckel Blätter

Zubereitung

1. Den Grünkohl, Rucola, Petersilie und Liebstöckel im Entsafter auspressen.
2. Den grünen Apfel und Sellerie waschen, entkernen, klein schneiden und ebenfalls entsaften.
3. Die halbe Zitrone per Hand auspressen und vom Saft eine kleine Menge in ein Glas geben, darin das Matchapulver auflösen, dann den Rest Flüssigkeit dazugeben.
4. Der Saft kann nach Geschmack mit Wasser gestreckt werden.

Tipps

- Auf Matchapulver sollte verzichtet werden, wenn der Saft am Abend getrunken wird oder eine Überempfindlichkeit gegen Koffein besteht.

- Ist Liebstöckel nicht zu bekommen, diesen weglassen. Stattdessen entsprechend mehr der anderen Gemüse nehmen.
- Der Saft kann im Voraus für einen Tag vorbereitet werden. Dann sollte er im Kühlschrank aufbewahrt werden. Matcha dann erst direkt vor dem Trinken einrühren.

Notizen____

____

____

Smoothie mal anders

: 10 Minuten | Kalorien: 473 kcal

Zutaten

30 g Mandeln | 20 g Schokolade (85% Kakaoanteil) | 1 Dattel | 3 Minzblätter | 20 g Kirschen | 60 g Erdbeeren | 150 ml Reismilch | 100 g Sojajoghurt

Zubereitung

1. Die Dattel und Kirschen entkernen.
2. Die Mandeln und die Schokolode klein hacken.
3. Die Erdbeeren waschen und halbieren.
4. Alle Zutaten in einen Mixer geben und alles miteinander pürieren.

Notizen______________________________________

Sirtfood Saft

: 10 Minuten | Kalorien: 185 kcal

Zutaten

150 g Grünkohl | 3 Blätter Minze | 1 Stange Sellerie | 1 Möhre | 100 g Rucola | 40 g Petersilie | 100 ml frischer Orangensaft | Etwas Limettensaft

Zubereitung

1. Das Gemüse waschen, schälen und klein schneiden.
2. Alle Zutaten in einen Mixer geben und alles miteinander pürieren.
3. Ggf. mit etwas Limettensaft abschmecken.

Notizen____

Energie-Smoothie

: 5 Minuten | Kalorien: 165 kcal

Zutaten

1 Apfel | 250 g Erdbeeren | ½ Zitrone | 1 Stück Ingwer | Etwas Minze | 2 Schwarzkohlblätter | 2 Salbeiblätter | Wasser

Zubereitung

1. Den Apfel waschen, entkernen und klein schneiden.
2. Die Erdbeeren waschen und halbieren.
3. Das Blattgrün des Schwarzkohls mit dem Wasser in einen Mixer zerkleinern.
4. Die restlichen Zutaten Hinzufügen und alles miteinander pürieren.

Notizen

Beeren Smoothie

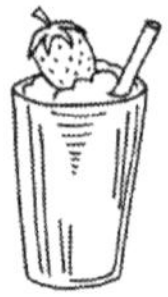

: 5 Minuten | Kalorien: 100 kcal

Zutaten

120 g Erdbeeren | 150 g Himbeeren | 4 Kopfsalatblätter | 150 ml Wasser

Zubereitung

1 Die Erdbeeren, Himbeeren und den Kopfsalat waschen und zusammen mit dem Wasser in einen Mixer geben und zu einem cremigen Smoothie mixen.

Notizen

Erfrischender Smoothie

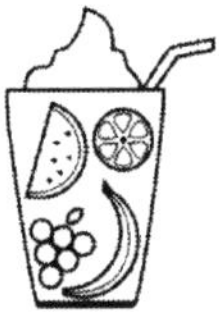

: 5 Minuten | Kalorien: 120 kcal

Zutaten

1 HV Romanasalat | 1 HV Feldsalat | 1 Apfel | ½ Gurke | ½ Saft einer Zitrone | 150 ml Wasser

Zubereitung

1 Die Salate waschen und in den Mixer geben.
2 Den Apfel und die Gurke ebenfalls waschen und etwas zerkleinert mit dem Wasser und dem Zitronensaft zu den anderen Zutaten geben.
3 Anschließend alles zu einem cremigen Smoothie mixen.

Notizen______________________________

Frischer Smoothie

: 5 Minuten | Kalorien: 115 kcal

Zutaten

1 HV Spinat | 3 HV Feldsalat | 1 Apfel | 1 Birne | 1 kleines Stück Ingwer | 2 TL Salz | Wasser nach Belieben

Zubereitung

1. Den Spinat und den Feldsalat waschen und in den Mixer geben.
2. Die Schale von Apfel, Birne und Ingwer entfernen und etwas zerkleinert mit dem Salz und Wasser nach Belieben in den Mixer geben.
3. Anschließend alles zu einem cremigen Smoothie mixen.

Notizen______________________________

Gemüse Smoothie

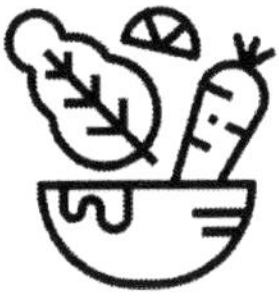

: 5 Minuten | Kalorien: 140 kcal

Zutaten

1 TL Chiasamen | 100 g Römersalat | 50 g Grünkohl | 100 g Brokkoli | 1 Stange Sellerie | 100 ml Wasser | 1 Zweig Petersilie

Zubereitung

1. Den Römersalat, Kale, Brokkoli und Sellerie waschen und trocknen.
2. Dann in einen Mixer geben und die restlichen Zutaten hinzufügen. Zu einem gleichmäßigen Smoothie pürieren.

Notizen____

____

____

Das Sirtfood Müsli

: 5 Minuten | Kalorien: 436 kcal

Zutaten für 1 Portion

25 g Buchweizen Flakes | 10 g gepuffter Buchweizen | 15 g Kokosnuss-Flocken | 35 g Datteln | 10 g Kakao Nibs | 120 g Erdbeeren | 120 g Naturjoghurt

Zubereitung

1. Die Datteln ggf. entkernen und klein schneiden.
2. Die Erdbeeren waschen und klein schneiden.
3. Alle Zutaten gut miteinander mischen und den Joghurt unterheben.

Tipps

- Sollten die Zutaten nicht im stationären Handel erhältlich sein, bekommen Sie sie auch bei amazon.de.
- Auf Vorrat zubereiten bietet sich an, Aufbewahrung dann in einem luftdichten Behälter.
- Um das Müsli vegan zuzubereiten, verwenden Sie Sojajoghurt.
- Bei den Beeren können Sie variieren und z.B. Himbeeren, Brombeeren oder Heidelbeeren – auch gemischt- nehmen.

Sesamtofu

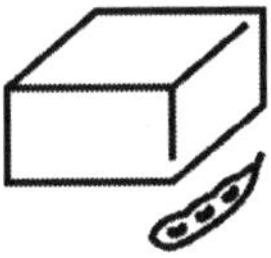

: 30 Minuten | Kalorien: 482 kcal

Zutaten für 1 Portion

130 g Tofu | 50 g grünen Stangensellerie | 130 g Zucchini | 60 g Grünkohl | 40 g rote Zwiebel | 1 kleine Chilischote | 1 Knoblauchzehe | 1 cm Ingwer | 40 g Buchweizen | 2 TL Olivenöl | 1 TL Sojasauce | 1 EL Mirin | 20 g Miso-Paste | 2 TL Sesamsamen | 1 TL Kurkuma

Zubereitung

1. Der Backofen auf 200°C vorheizen.
2. Den Sellerie und Zucchini waschen und in Scheiben schneiden
3. Die Zwiebel schälen und in dünne Ringe schneiden.
4. Die Chilischote, Knoblauch und Ingwer fein hacken.
5. Den Grünkohl grob teilen, kurz blanchieren oder dämpfen.
6. Den Tofu längs halbieren und die Hälften in je 2 Dreiecke schneiden.
7. Das Miso und Mirin vermischen und mit dieser Paste den Tofu marinieren.
8. Den Tofu in eine Schale geben, mit Sesamsamen bestreuen und für **15-20 Minuten** im vorgeheizten Backofen erhitzen, bis die Marinade leicht karamellisiert ist.
9. Die Buchweizen in der Zwischenzeit nach Packungsanleitung in Wasser mit dem Kurkuma garen.

10. Das Olivenöl in einer Pfanne erhitzen, Sellerie, Zwiebel, Zucchini, Chili, Ingwer und Knoblauch hineingeben und für**1-2 Minuten** scharf anbraten, anschließend für **3 Minuten** bei niedriger Hitze garen.
11. Den glasierten Tofu mit dem Buchweizen und dem Gemüse servieren.

Hinweis

- Das Rezept eignet sich auch für vegane/vegetarische Ernährung.
- Mirin ist ein japanischer Reiswein.

Notizen____

Wokgemüse mit Garnelen

: 20 Minuten | Kalorien: 568 kcal

Zutaten für 1 Portion

170 g Riesengarnelen | 75 g Soba | 25 g rote Zwiebel | 50 g grüne Sellerie | 55 g grüne Bohnen | 70 g Grünkohl | 1 Knoblauchzehe | 1 Chilischote | 1 cm Ingwer | 5 g Liebstöckelblättern (Alternative Sellierblätter) | 120 ml Hühnerbrühe | 2 TL Sojasauce | 2 TL Olivenöl

Zubereitung

1. Die Soba nach Packungsanleitung kochen und danach beiseite stellen.
2. Das Gemüse waschen, schälen und klein schneiden bzw. klein hacken.
3. Den Wok erhitzen, 1 TL Öl einfüllen, die Garnelen mit 1 TL Sojasauce **3 Minuten** anbraten und anschließend die Garnelen herausnehmen.
4. Das übrige Öl im Wok erhitzen und Knoblauch, Chili, Ingwer, Zwiebeln, Sellerie, Bohnen und Grünkohl anbraten.
5. Die Brühe hineingeben, zum Kochen bringen und alles nochmal **1-2 Minuten** aufkochen lassen.
6. Die Nudeln und Garnelen dazugeben, aufkochen lassen, anschließend mit den Liebstöckelblättern bestreuen und servieren.

Linsen mal anders

: 40 Minuten | Kalorien: 439 kcal

Zutaten für 1 Portion

50 g abgetropfte rote Linsen | 60 g Buchweizen | 60 g Grünkohl | 1 rote Zwiebeln | 1 Knoblauchzehe | 1 cm Ingwer | 1 Chilischote | 1 TL Senfsamen | 1 TL Currymischung | 2 TL Kurkuma | 325 ml Gemüsebrühe | 40 ml Kokosnussmilch

Zubereitung

1. Den Grünkohl waschen und klein hacken.
2. Die Zwiebel, Ingwer und Chilischote schälen und fein hacken.
3. Den Buchweizen nach Packungsanleitung kochen.
4. In einer Pfanne Öl erhitzen, Senfkörner hineingeben. Wenn der Senf springt, Zwiebel, Knoblauch, Ingwer und Chili dazugeben und erwärmen, bis alles weich ist.
5. Das Curry und 1 TL Kurkuma einstreuen und gut vermischen.
6. Nach **2 Minuten** die Brühe angießen und aufkochen.
7. Die Linsen dazugeben, alles ca. **25-30 Minuten** kochen, bis sie gar sind.
8. Den Grünkohl und die Milch hinzufügen und **5 Minuten** mitköcheln lassen.
9. Den Buchweizen zubereiten und mit dem Rest servieren.

Blumenkohl-„Couscous“ mit Schnitzel

: 20 Minuten | Kalorien: 367 kcal

Zutaten für 1 Portion

170 g Blumenkohl | 150 g Putenschnitzel | 1 Knoblauchzehe | ½ rote Zwiebel | 1 Chilischote | 1 cm Ingwer | 40 g getrockneten Tomaten | 10 g Petersilienblätter | 1 TL getrockneter Salbei | 1 EL Kapern | 2 TL Kurkuma | 2 EL Olivenöl | ½ Zitrone (Saft) | 1 EL Wasser

Zubereitung

1. Den Blumenkohl in einer Küchenmaschine zerkleinern.
2. Den Knoblauch, Zwiebel, Ingwer und Chilischote schälen und fein hacken.
3. In einer Pfanne mit 1 EL Olivenöl Knoblauch, Zwiebeln, Chili und Ingwer glasig werden lassen
4. Den Kurkuma und Blumenkohl dazugeben, gut vermischen und etwa **1 Minute** erwärmen.
5. Vom Herd nehmen, Tomaten und die Hälfte der Petersilienblätter hinzufügen und alles sehr gut vermischen.
6. Das Putenschnitzel mit etwas Öl und Salbei marinieren.
7. Das übrige Öl in einer Pfanne erhitzen und das Schnitzel beidseitig anbraten, bis es durch ist.

8. Den Zitronensaft zugeben, Kapern, restliche Petersilie und 1 EL Wasser dazugeben, kurz erhitzen und mit dem Blumenkohl servieren.

Notizen____

Arabischer Tofu mit Blumenkohl

: 40 Minuten | Kalorien: 455 kcal

Zutaten

220 g Tofu | 220 g Blumenkohl | 1 rote Paprika | 40 g getrocknete Tomaten | 1 Chilischote | ½ rote Zwiebel | 1 cm Ingwer | 2 Knoblauchzehen | 20 g Petersilie | 1 Prise Kreuzkümmel | 1 Prise Koriander | Etwas Harissapaste | 2 TL Kurkuma | ½ Zitrone (Saft) 1 TL Olivenöl

Zubereitung

1. Den auf Backofen bei 200°C vorheizen.
2. Den Knoblauchzehen, Chilischote, Zwiebel, getrockneten Tomaten und Ingwer schälen und fein hacken.
3. Die Paprika waschen, entkernen, in Scheiben schneiden und zusammen mit der Chili und der Hälfte des gehackten Knoblauchs in eine Auflaufform geben. Mit dem Öl übergießen, Kräuter drüberstreuen und im vorgeheizten Backofen bei 200°C ca. **20 Minuten** garen, bis die Paprika weich ist. Danach etwas abkühlen lassen, mit Zitronensaft in den Mixer geben und pürieren.
4. Den Tofu in der Zwischenzeit längs halbieren, jede Hälfte in zwei Dreiecke schneiden.

5. Den Tofu anschließend in eine Auflaufform legen, mit der Harissapaste bestreichen und für ca. **20 Minuten** im Backofen garen.
6. Den Blumenkohl mit einem Pürierstab zerkleinern, dass er etwa die Größe von Reiskörnern hat.
7. Den restlichen Knoblauch, Zwiebel und Ingwer in einer Pfanne mit 1 EL Öl glasig werden lassen.
8. Den Kurkuma und Blumenkohl dazugeben, gut vermischen und für **1 Minute** erwärmen.
9. Die Petersilie und Tomaten zugeben und alles gut vermischen.
10. Den Tofu mit der Paprika und dem Blumenkohl servieren.

Notizen

Grünkohl mit Hähnchenbrust

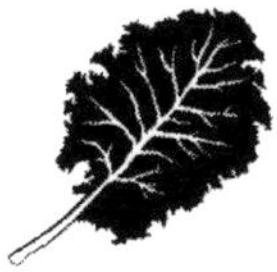

: 20 Minuten | Kalorien: 585 kcal

Zutaten für 1 Portion

200 g Hähnchenbrustfilet | 60 g Buchweizen | 50 g Grünkohl | 20 g rote Zwiebel | 2 TL Kurkuma | 1 cm Ingwer | ½ Zitrone (Saft) | 1 EL Olivenöl | 2 TL Kurkuma | 1 cm Ingwer

Zubereitung

1. Den Backofen auf 220°C vorheizen.
2. Die Hähnchenbrust mit etwas Olivenöl und 1 TL Kurkuma marinieren und in einer Pfanne jeweils für **1 Minute** pro Seite anbraten.
3. Im vorgeheizten Backofen die Hähnchenbrust ca. **10 Minuten** garen, mit Alufolie bedecken und nachgaren lassen.
4. Den Grünkohl in der Zwischenzeit waschen, grob hacken und kurz blanchieren.
5. Die Zwiebel und den Ingwer schälen und fein hacken.
6. In einem Topf Zwiebel und Ingwer glasig dünsten, Grünkohl dazugeben und alles kurz erwärmen.
7. Den Buchweizen nach Anleitung zubereiten und mit dem Gemüse und dem Fleisch servieren.

Bohneneintopf

: 45 Minuten | Kalorien: 461 kcal

Zutaten

40 g Buchweizen | 1 rote Zwiebeln | 40 g Möhren | 40 g Selleriestange | 60 g Grünkohl | 1 Knoblauchzehe | 1 rote Chilischote | 1 Dose gehackte Tomaten | ½ Dose gemischte Bohnen | 1 EL Petersilie | 1 TL italienische Kräuter | 1 EL Tomatenmark | 1 EL Olivenöl | 220 ml Gemüsebrühe

Zubereitung

1. Das Gemüse waschen, schälen und klein schneiden.
2. Die Zwiebel, Knoblauch und Chilischoten schälen und klein hacken.
3. Die Petersilie waschen, klein schneiden und zur Seite stellen.
4. In einer Pfanne das Öl bei mittlerer Hitze erwärmen, darin Zwiebeln, Möhren, Sellerie, Knoblauch, Chili und Kräuter anschwitzen.
5. Die Brühe, Tomaten, Tomatenmark und Bohnen dazugeben und etwa **30 Minuten** köcheln lassen.
6. Den Grünkohl hinzufügen und etwa **5 Minuten** weitergaren lassen.
7. Den Buchweizen in der Zwischenzeit nach Packungsanleitung zubereiten und zum Eintopf geben.
8. Alles mit der Petersilie bestreuen und servieren.

Lachs mit Salat

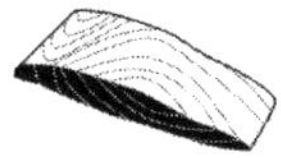

: 20 Minuten | Kalorien: 720 kcal

Zutaten für 1 Portion

200 g Lachsfilet | 1 EL Kapern | 1 Chicorée | ¼ Avocado | 100 g Kirschtomaten | 20 g rote Zwiebeln | 50 g Rucola | 1 HV Sellerieblätter | ½ Zitrone (Saft) | 1 ½ EL Olivenöl | 2 TL brauner Zucker

Zubereitung

1. Den Backofen auf 220°C vorheizen.
2. Das Gemüse waschen, ggf. schälen und klein schneiden.
3. Die Avocado entkernen und das „Fleisch" entnehmen.
4. Die Petersilie, Zitronensaft, Kapern und 2 TL Öl mit dem Mixstab zu einer Sauce pürieren.
5. Die Avocado, Tomaten, Zwiebeln und Selleriegrün zu einem Salt vermischen.
6. Den Fisch mit etwas Olivenöl einreiben, in einer Pfanne von beiden Seiten scharf anbraten und anschließend für ca. **5 Minuten** in den Backofen geben.
7. 1 TL Öl mit dem braunen Zucker vermischen, damit die Schnittflächen des Chicorée einreiben und diesen bei mittlerer Hitze **2-3 Minuten** anbraten.
8. Den Salat mit dem Dressing mischen

9. Den Salat mit dem Fisch und dem Chicorée servieren.

Notizen____

Erdbeer-Buchweizen-Taboule

: 20 Minuten | Kalorien: 625 kcal

Zutaten für 1 Portion

55 g Buchweizen | 80 g Avocado | 100 g Tomaten | 25 g rote Zwiebel | 25 g Datteln | 25 g Petersilie | 50 g Rucola | 120 g Erdbeeren | 1 EL Kapern | 1 EL Kurkuma | 1 EL Olivenöl | ½ Zitrone (Saft)

Zubereitung

1. Die Tomaten waschen und klein schneiden
2. Die Avocado entkerne, das Fruchtfleisch entnehmen und ebenfalls grob schneiden.
3. Die Zwiebel schälen und in kleine Würfel schneiden.
4. Die Datteln ggf. entkernen und fein hacken.
5. Die Buchweizen mit Kurkuma kochen, dann auskühlen lassen.
6. Die Avocado, Tomaten, Zwiebeln, Datteln, Kapern und Petersilie fein zerhacken, dann mit dem Buchweizen mischen.
7. Die Erdbeeren waschen, nach Belieben schneiden, vorsichtig unter den Salat heben und anschließend mit Öl und dem Saft der Zitrone abschmecken.
8. Auf einem Teller den Rucola verteilen, darauf das Taboule geben und servieren.

Gemüse mit marinierten Kabeljau

: 65 Minuten | Ruhezeit: 30 Minuten | Kalorien: 487 kcal

Zutaten für 1 Portion

200 g Kabeljaufilet | 30 g Buchweizen | 60 g grüne Bohnen | 50 g Grünkohl | 40 g Sellerie | 20 g rote Zwiebel | 1 Knoblauchzehe | 1 Chilischote | 1 cm Ingwer | 5 g Petersilie | 1 TL Kurkuma | 1 TL Sesamsamen | 20 g Miso | 1 EL Mirin | 2 EL Olivenöl | 1 EL Sojasauce

Zubereitung

1. Den Backofen auf 220°C vorheizen.
2. Das Miso, Mirin und 1 EL Öl vermischen, den Fisch damit mindestens **30 Minuten** marinieren.
3. Das Gemüse in der Zwischenzeit waschen, schälen und klein schneiden ggf. klein hacken.
4. Den Kabeljau anschließend etwa **30 Minuten** im Backofen backen.
5. Inzwischen das restliche Öl in einer Pfanne oder einem Wok erhitzen. Zunächst die Zwiebel anschwitzen, dann Sellerie, Knoblauch, Chili, Ingwer, Bohnen und Grünkohl dazugeben und solange braten, bis der Grünkohl zart und durchgegart ist, dabei immer wieder umrühren.
6. Den Buchweizen mit Kurkuma nach Packungsanleitung kochen.
7. Wenn der Buchweizen fertig ist, Sesam, Petersilie und Sojasauce zum Gemüse geben und einmal umrühren.

8. Nun Gemüse, Buchweizen und Fisch servieren.

Tipps

- Miso ist eine japanische Paste.
- Mirin ist ein japanischer Reiswein.

Notizen____

Salat mit Hähnchenbrust

: 20 Minuten | Kalorien: 589 kcal

Zutaten für 1 Portion

120 g Hähnchenbrustfilet | 50 g Rucola | 50 g Chicorée | 70 g Avocado | 50 g Sellerie | ½ rote Zwiebel | 15 g Walnüsse | 1 EL Kapern | 1 Dattel | 10 g Petersilie | 10 g Sellerieblätter | 1 EL Olivenöl | ¼ Zitrone (Saft)

Zubereitung

1. Den Rucola, die Sellierblätter und die Petersilie waschen und ggf. klein hacken.
2. Das Chicorée waschen und klein schneiden.
3. Die Datteln ggf. entkernen und zusammen mit den Kapern und den Walnüssen fein hacken.
4. Die Zwiebel schälen und in kleine Würfel schneiden.
5. Die Hähnchenbrust in Streifen schneiden und in einer Pfanne beidseitig gut durchbraten.
6. Die restlichen Zutaten in einer großen Schüssel vermischen, das Öl und den Saft der Zitrone unterheben und anschließend das Hähnchenfilet untermischen und servieren.

Steak mit Kartoffeln

: 55 Minuten | Kalorien: 458 kcal

Zutaten für 1 Portion

140 g Rinderfilet | 100 g Kartoffeln | 1 TL Maismehl | 5 g Petersilie | 50 g rote Zwiebeln | 50 g Grünkohl | 1 Knoblauchzehe | 1 EL Olivenöl | 40 ml Rotwein | 150 ml Rinderbrühe | 1 TL Tomatenmark | Etwas Salz

Zubereitung

1. Backofen auf 220°C vorheizen.
2. Die Kartoffeln schälen, in Würfel schneiden, ca. **5 Minuten** in Salzwasser kochen, danach in eine Auflaufform geben und dort mit 1 TL Öl mischen. Nun etwa **40 Minuten** im Backofen backen, nach der Hälfte der Zeit wenden. Nun mit Petersilie bestreut servieren.
3. In der Zwischenzeit das Gemüse waschen, schälen und klein hacken.
4. Die Zwiebeln in einer Pfanne mit 1 TL Öl etwa **6 Minuten** anbraten, dann warm stellen.
5. Den Grünkohl ca. **3 Minuten** kochen, gut abtropfen lassen.
6. Den Knoblauch in einem ½ TL Öl anschwitzen, den Grünkohl dazugeben und **2 Minuten** unter Rühren weiter garen.
7. Das Rindfleisch in ½ TL Öl bei mittlerer Hitze braten. Dann aus der Pfanne nehmen, in Alufolie gewickelt warm stellen.

8. Den Rotwein in die Pfanne gießen, und auf etwa die Hälfte reduzieren.
9. Das Tomatenmark, Maismehl und Brühe dazugeben und einkochen, bis die gewünschte Konsistenz der Sauce erreicht ist, evtl. noch etwas ausgetretenen Fleischsaft dazugeben.
10. Nun das Fleisch mit Kartoffeln, Sauce, Grünkohl und Zwiebeln servieren.

Notizen____

____

____

Backofenkartoffeln mit Kidneybohnen

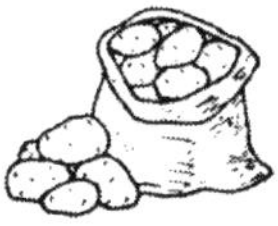

: 80 Minuten | Kalorien: 434 kcal

Zutaten für 1 Portion

1 Backkartoffel | 200 g gehackte Tomaten aus der Dose | 150 g Kidneybohnen aus der Dose | 1 rote Paprika | 1 rote Zwiebel | 1 cm Ingwer | 1 Knoblauchzehe | 1 Chilischote | 5 g gehackte Petersilie | 1 TL Kurkuma | 1 TL Kreuzkümmel | 1 Gewürznelke | 1 Prise Zimt | 1 TL brauner Zucker | 1 TL Sesam | 2 TL Erdnussbutter | 1 TL Olivenöl | 150 ml Gemüsebrühe

Zubereitung

1. Den Backofen auf 200°C vorheizen.
2. Die Kartoffel in Alufolie verpacken und **45 Minuten** backen.
3. Die Paprika waschen, entkernen und in Würfel schneiden.
4. Den Knoblauch, Zwiebel, Ingwer, Chilischote schälen und fein hacken.
5. In einer Pfanne Zwiebel, Knoblauch und Chili bei mittlerer Hitze in Öl anschwitzen, die Gewürze zugeben, nochmal **2 Minuten** unter Rühren anschwitzen.
6. Bis auf Petersilie alle anderen Zutaten in einem Topf aufkochen, dann bei mittlerer Hitze **45-60 Minuten** köcheln lassen.

7. Die Kartoffel halbieren und mit der Mole anrichten, mit der Petersilie bestreut servieren.

Tipp

- Wenn der Topf zugedeckt in den Backofen gestellt wird, spart man Energie und die Bohnen brauchen dann nicht so lange, um weich zu werden.

Notizen____

Sirtfood Salat

: 15 Minuten | Kalorien: 559 kcal

Zutaten für 1 Portion

100 g Sellerieknolle | 50 g Apfel | 40 g Walnüsse | 10 g rote Zwiebel | 50 g Rucola | 35 g Chicorée | 5 g Petersilie | 1 EL Kapern | 5 g Liebstöckel (Alternative: Selleriegrün) | 1 TL Senf | 1 EL Olivenöl | 1 TL Balsamico | ¼ Zitrone (Saft)

Zubereitung

1. Die Zutaten waschen, schälen, ggf. entkernen und klein schneiden bzw. klein hacken.
2. Aus Sellerie, Apfel, Nüssen, Zwiebeln, Petersilie, Kapern und Liebstöckel einen Salat mischen.
3. Das Öl, Balsamico, Zitronensaft und Senf zu einem Dressing verrühren, damit die anderen Zutaten für kurze Zeit marinieren.
4. Auf einem Teller Rucola und Chicorée anrichten, darauf den Salat verteilen und servieren.

Sirtfood Omelette

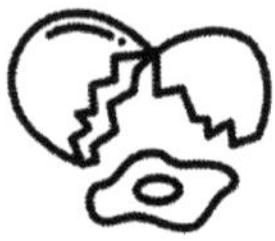

: 10 Minuten | Kalorien: 314 kcal

Zutaten für 1 Portion

50 g Bacon | 3 Eier | 35 g Radicchio | 5 g Petersilienblätter | 1 TL Olivenöl | Ggf. Pfeffer

Zubereitung

1. Den Bacon in Streifen schneiden und in einer Pfanne kross braten.
2. Die Eier verquirlen.
3. Den Radicchio und Petersilie fein hacken.
4. Nun Öl in die Pfanne mit dem Bacon geben, Hitze herunterregeln und die Eimasse hineingeben.
5. Die Radicchio und Petersilie darüber streuen, alles bei geringer Hitze stocken lassen.
6. Danach noch nach Geschmack pfeffern und mit Petersilie bestreuen.

Wedges aus Auberginen mit Pesto

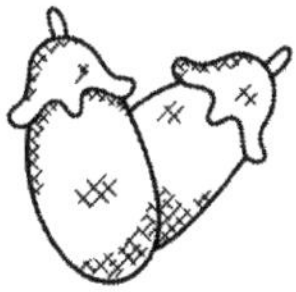

: 35 Minuten | Kalorien: 443 kcal

Zutaten für 1 Portion

1 Aubergine | 25 g rote Zwiebel | 20 g Petersilie | 75 g Rucola | 120 g Kirschtomaten | 25 g Walnüsse | 15 g Parmesan | 1 EL Olivenöl | ½ Zitrone (Saft) | 50 ml Wasser | 5 ml Rotweinessig | 5 ml Balsamico

Zubereitung

1. In einem Mixer Petersilie, Nüsse, Parmesan, Olivenöl, die Hälfte des Zitronensaftes und etwas Wasser zu einem feinen Pesto pürieren.
2. Den Backofen auf 200°C vorheizen.
3. Die Aubergine in Streifen schneiden, mit wenig Pesto einreiben und anschließend ca. **25-30 Minuten** im Ofen garen.
4. Die Zwiebel schälen, in Würfel schneiden und im Essig marinieren.
5. Ist die Aubergine fertig, den Essig abgießen.
6. Die Tomaten waschen und in Würfel schneiden.
7. Den Rucola mit Tomaten und Zwiebeln mischen, dann den Balsamico darüber gießen.
8. Das übrige Pesto über die Auberginen geben und mit dem Salat zusammen servieren.

Hähnchenbrust mit Walnuss-Pesto

: 60 Minuten | Ruhezeit: 30 Minuten | Kalorien: 551 kcal

Zutaten für 1 Portion

150 g Hähnchenbrustfilet | ½ rote Zwiebeln | 50 g Rucola | 120 g Kirschtomaten | 15 g Petersilie | 15 g Walnüsse | 15 g Parmesan | 1 EL Olivenöl | ½ Zitrone (Saft) | 50 ml Wasser | 1 TL Rotweinessig | 1 TL Balsamico

Zubereitung

1. Die Petersilie, Nüsse, Parmesan, Olivenöl, die Hälfte des Zitronensaftes und etwas Wasser im Mixer zu einem feinen Pesto pürieren, evtl. noch etwas Wasser dazugeben.
2. 1 EL Pesto und den Rest des Zitronensaft mischen, damit das Fleisch ca. **30 Minuten** marinieren. Backofen auf 200°C vorheizen.
3. Im Rotweinessig die Zwiebeln etwa **10 Minuten** marinieren, dann den Essig abgießen.
4. Die Zwiebeln schälen und in Würfel schneiden.
5. Die Tomaten waschen und ebenfalls in Würfel schneiden.
6. Das Hähnchenfilet in einer Pfanne beidseitig anbraten, dann für **10-12 Minuten** im Backofen weitergaren. Danach herausnehmen, 1 EL Pesto darüber geben und ca. **5 Minuten** ruhen lassen.

7. Den Rucola mit Tomaten, Zwiebeln und Balsamico vermischen, das Hähnchenbrustfilet auflegen und das übrige Pesto darauf verteilen und servieren.

Notizen____

Nudelpfanne

: 30 Minuten | Kalorien: 948 kcal

Zutaten für 2 Portionen

200 g Hähnchenbrustfilet | 150 Sojasprossen | 130 g Buchweizennudeln | 1 Pak Choi | 1 Lauchzwiebel | 2 rote Zwiebeln | 2 Knoblauchzehen | 100 ml Gemüsebrühe | 2 EL Sojasauce | 2 EL Olivenöl | Gewürze deiner Wahl

Zubereitung

1. Die Hähnchenbrust klein würfeln.
2. Die Zwiebeln in feine Würfel schneiden.
3. Die Knoblauchzehen klein hacken.
4. Vom Pak Choi die weißen festen Teile würfeln, die Grünen in Streifen schneiden.
5. Die Frühlingszwiebeln in Streifen schneiden.
6. Die Brühe erhitzen, die Knoblauchzehen dazugeben und die Buchweizennudeln nach Packungsanleitung darin kochen.
7. Im Wok Öl erhitzen, darin die Zwiebeln glasig dünsten, Hähnchen dazugeben und anbraten. Dann die weißen Pak Choi-Teile und die weißen Teile der Frühlingszwiebeln hinzufügen, gut umrühren und mit dem Gewürz und Sojasauce würzen.
8. Die Nudeln und Knoblauchzehen aus der Brühe zugeben, gut umrühren und anschließend mit der Brühe ablöschen.

9. Die Sojasprossen hineingeben und die Brühe einköcheln lassen.
10. Am Schluss die grünen Teile von Pak Choi und Frühlingszwiebeln hinzufügen, alles gut durchrühren und abschmecken.

Notizen____

Pita Taschen

: 15 Minuten | Kalorien: 505 kcal

Zutaten für 1 Portion

100 g Putenbrust | 20 g geriebener Käse | 40 g Gurken | ½ rote Zwiebeln | 35 g Rucola | 15 g Walnüsse | 1 Pita-Tasche | 1 EL Balsamico | 1 EL Olivenöl

Zubereitung

1. Die Gurke und den Rucola waschen und klein schneiden.
2. Die Zwiebel schälen und in kleine Würfel schneiden.
3. Die Walnüsse klein hacken.
4. Aus dem Balsamico und Olivenöl ein Dressing zubereiten.
5. Alle Zutaten –bis auf die Pita-Tasche und das Dressing- mischen.
6. Dann mit dem Dressing marinieren und in die Pita-Tasche füllen.

Hackbällchen auf Zitronengras

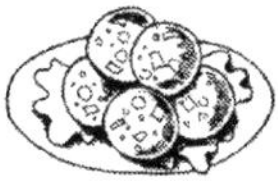

: 20 Minuten | Kalorien: 251 kcal pro Portion

Zutaten für 2 Portionen

200 g Putenhackfleisch | 1 Ei | 1 Knoblauchzehe | 1 Chilischote | 2 Stangen Zitronengras | Etwas Pfeffer | 1 EL Koriander | 1 TL Kurkuma | 1 EL Olivenöl | 1 EL Limettensaft

Zubereitung

1. Zunächst das Zitronengras putzen, der Länge nach halbieren und wässern.
2. Den Knoblauch und Chilischote sehr fein hacken.
3. Das Hackfleisch, Ei, Chili, Knoblauch, Koriander, Öl, Limettensaft, Kurkuma und etwas Pfeffer in einer Schüssel mischen. Aus der Masse kleine Kugeln formen.
4. Die Bällchen nun auf Zitronengrasspieße stecken und je nach Geschmack entweder grillen, in der Pfanne anbraten oder im Backofen garen. Die Bällchen sollten gut durch sein.

Curry mit Kartoffeln

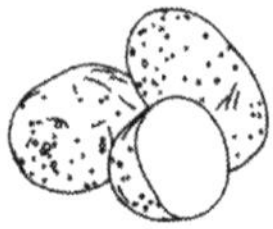

: 85 Minuten | Ruhezeit: 30 Minuten | Kalorien: 532 kcal pro Portion

Zutaten für 2 Portionen

300 g Hühnerbrust | 115 g Grünkohl | 300 g Kartoffeln | ½ Dose gehackte Tomaten | 1 rote Zwiebel | 1 Chilischote | 1 ½ Knoblauchzehen | 1 EL geriebener Ingwer | ½ Stange Zimt | 10 g Petersilie | 5 g Koriandergrün | 1 ½ EL Kurkuma | 1 Kapsel Kardamom | 1 EL mildes Currypulver | 300 ml Hühnerbrühe | 100 ml Kokosmilch | 2 EL Olivenöl

Zubereitung

1. Aus 1 TL Öl und 1 EL Kurkuma eine Marinade herstellen, darin das Fleisch **30 Minuten** marinieren. Anschließend in einer Pfanne bei großer Hitze rundum etwa **4 Minuten** anbraten. Aus der Pfanne nehmen und beiseite stellen.
2. Die Zwiebel, Knoblauch, Chilischote und Ingwer klein hacken bzw. fein reiben.
3. 1 EL Öl in der Pfanne erhitzen, Zwiebel, Chili, Knoblauch und Ingwer bei mittlerer Hitze angaren.
4. Den Curry und 1 EL Kurkuma dazugeben und unter Rühren **1-2 Minuten** köcheln lassen.

5. Die Tomaten hineingeben, nochmal **2 Minuten** kochen lassen und mit Brühe, Kokosmilch, Kardamom und Zimtstange auffüllen und ca. **45-60 Minuten** köcheln lassen, evtl. noch etwas Brühe angießen.
6. Den Backofen auf 220°C vorheizen.
7. Die Kartoffeln schälen und würfeln.
8. In einem Topf Wasser zum Kochen bringen und die Kartoffeln mit dem übrigen Kurkuma ca. **5 Minuten** kochen.
9. Das Wasser abgießen, die Kartoffeln ca. **10 Minuten** ausdampfen lassen. Dann mit dem Rest Öl auf ein Backblech verteilen und etwa **30 Minuten** im Ofen garen.
10. Den Grünkohl, Koriander und Hähnchen in die Pfanne geben, alles für **5 Minuten** kochen.
11. Die Kartoffeln mit Petersilie bestreuen und mit dem Curry, sowie den Fleisch servieren.

Notizen____

____

____

Ernährungsplan der ersten Woche

Tag 1: Green Sirtfood zum Frühstück | Wokgemüse mit Garnelen zum Mittag | Erfrischender Smoothie zum Abend | Als Snack 15 Schokolade (85%) = **1004 kcal**

Tag 2: Sirtfood Saft zum Frühstück | Pita Taschen zum Mittag | Energie Smoothie zum Abend | Als Snack 1 Glas Rotwein = **1025 kcal**

Tag 3: Beeren Smoothie zum Frühstück | Hackbällchen auf Zitronengras zum Mittag | Green Sirtfood zum Abend | Als Snack Smoothie mal Anders = **1054 kcal**

Tag 4: Frischer Smoothie zum Frühstück | Lachs mit Salat zum Mittag | Gemüse Smoothie zum Abend | Kein Snack = **975 kcal**

Tag 5: Sirtfood Müsli zum Frühstück | Smoothie mal Anders zum Mittag | Wedges aus Auberginen zum Abend | Als Snack 1 Glas Rotwein = **1493 kcal**

Tag 6: Energie Smoothie zum Frühstück | Erdbeer-Buchweizen Taboule zum Mittag | Salat mit Hähnchen zum Abend | Als Snack 25 Schokolade (85% Kakoaanteil) = **1522 kcal**

Tag 7: Gemüse Smoothie zum Frühstück | Nudelpfanne zum Mittag | Sirtfood Omelette zum Abend | Als Snack 1 Glas Rotwein = **1572 kcal**

**Das Mittagessen kann auch mit dem Abendessen getauscht werden oder anderen Gerichte können ausgetauscht werden.*

Was ist der Jo-Jo Effekt

Viele Menschen haben bereits ihre Erfahrungen mit dem unerwünschten Jo-Jo Effekt. Dabei handelt es sich um eine sehr schnelle Gewichtszunahme nach einer Reduktionsdiät. Wer nach der Gewichtszunahme wieder anfängt radikal abzunehmen, muss sich danach möglicherweise mit der Gewichtszunahme auseinandersetzen. Das Körpergewicht verhält sich daher wie ein Jo-Jo. Oft ist sogar das Endgewicht höher, als das Ausgangsgewicht.

Ursachen

Energie, die wir aus Lebensmitteln gewinnen, werden in Form von Glykogen und Fett in der Leber, in den Muskeln und im Fettgewebe gespeichert. Diese Reserven werden bei Bedarf wieder abgerufen. Im Jugendalter entstehen diese Fettgewebezellen, im Falle einer Gewichtszunahme. Je übergewichtiger man als Kind und Jugendlicher ist, desto mehr Fettgewebezellen hat man in seinem Körper. Später füllen oder leeren sich diese Zellen nur noch, die Anzahl bleibt jedoch die gleiche. Wer als Kind übergewichtig war, hat auch oft im Erwachsenenalter Probleme langfristig Gewicht zu verlieren.

Bei einer Reduktionsdiät werden dem Körper weniger Lebensmittel zugeführt. Daraus folgt, dass der Körper weniger Energie zur Verfügung hat. Daher muss der Körper auf andere Ressourcen zurückgreifen. Als Reaktion auf Mangelernährung verwendet der Körper Energie aus dem Fettgewebe und Muskelgewebe. Während einer kurz andauernden "Blitz-Diät" verwendet der Körper hauptsächlich Wasser und verfügbare Energie. Dazu kommt allerdings noch, dass der Körper, dank der unterversorgten Muskelzellen einen geringeren Grundumsatz besitzt.

Wer sein Traumgewicht erreicht hat, oder genug vom Hungern hat, steigt oft wieder auf seine alten Lebensgewohnheiten um. Da der Körper Angst hat wieder in den Hungerzustand zurückzukehren, versucht er so viel Energie wie möglich zu speichern und es kommt zu einer schnellen Gewichtszunahme. Zusätzlich verspürt man gerade nach einer Diät ein verstärktes Hungergefühl.

6 Tipps gegen den Jo-Jo-Effekt

1. Iss nie über längeren Zeitraum unter deinem Grundumsatz.
2. Regelmäßiger Sport ist wichtig! Es ist besser jeden Tag Sport zu treiben, als grundsätzlich auf alles Ungesunde zu verzichten oder gar zu hungern.
3. Um gegen den Jo-Jo-Effekt anzukämpfen greift man lieber nach einem Gemüsesnack als zu Süßigkeiten. Weniger Zuckerzufuhr bedeutet weniger Fettpolster.
4. Ein weiterer Grund für einen starken Jo-Jo-Effekt ist vermehrter Stress und Schlafmangel. Plane daher immer wieder Ruhephasen ein um Stress abzubauen.
5. Man sollte Diäten, die zu Fressattacken führen grundsätzlich vermeiden. Langsam abzunehmen auf einem gesunden Weg, führt um den Jo-Jo- Effekt herum.
6. Wenn man nach einer radikalen Diät die Kalorienzufuhr langsam wieder erhöht, kann man den Jo-Jo-Effekt eindämmen.

11 Tipps gegen Heißhunger

Nicht alle kennen den Jo-Jo-Effekt, doch den Heißhunger kennt man bestimmt. Egal ob Frauen oder Männer, Heißhunger trifft jeden ab und zu. Gerade um die Mittagszeit überkommt es uns, der Heißhunger schlägt zu, wir essen ungesunde, fettige, oder süße Mahlzeiten und müssen es später auf der Waage bereuen. Auch Menschen die sich grundsätzlich gesund ernähren überkommt es manchmal. Denn wenn unser Blutzuckerspiegel fällt, verlangt unser Körper Nachschub. Und das kann schon einmal passieren, gerade wenn man nur einen Salat zum Mittagessen hatte. Aber auch nach Mahlzeiten wie Fast Food oder Weißmehlprodukten steigt unser Verlangen nach mehr, weil dieses Essen zwar schnell Energie liefert, doch der Energieschub auch genauso schnell wieder vorbei ist. Deshalb gibt es einige Tipps gegen den Heißhunger.

1. Ablenkung – Oft kommt der Heißhunger genauso schnell wie er auch wieder verschwindet. Wenn man also nicht sofort nachgibt, sich eine Weile lang ablenkt, schafft man es ihn zu überstehen. Dabei kann ein kurzes Telefonat oder eine E-Mail schreiben helfen.
2. Zähne Putzen- Wer hätte das gedacht? Der Scharfe Geschmack der Zahnpaste neutralisiert die Lust auf Süßes oder Fettiges. Auch ein Kaugummi mit Pfefferminz Geschmack kann dabei helfen.
3. Akupressur Punkt – Zwischen der Nase und der Oberlippe befindet sich eine Vertiefung. Drückt man mit einem Finger für 15 Sekunden auf diesen Punkt, atmet tief durch und entspannt sich für einen Moment, geht der Hunger weg. Die Stimulierung meldet dem Appetitzentrum im Gehirn, dass man keinen Hunger mehr hat. Das verschafft einem zumindest etwas Zeit, ist allerdings nicht beliebig oft wiederholbar. Vor allem wenn man im Hungermodus ist, kann dieser Trick seine Wirkung verlieren.

4. Bewegung - Stress ist ein häufiger Grund für Heißhungerattacken. Wer gegen den Stress etwas unternehmen möchte, sollte sich viel bewegen. Mindestens 3x die Woche sollte man Sport treiben. Bei gesundem Lebensstil und ausreichend Sport, sollte sich der Heißhunger verflüchtigen.
5. Ballaststoffe – Das Weißbrot nicht richtig sättigt und dick macht ist bekannt. Dass man auf Vollkornprodukte zurückgreifen soll, ist weniger bekannt. Wer Vollkornbrot, Vollkornnudeln oder Naturreis isst, bleibt länger gesättigt. Außerdem wird dadurch der Stoffwechsel angeregt, was eine weitere Positive Eigenschaft ist.
6. Gezielt Einkaufen – Mit Hunger einkaufen ist unratsam, das wissen wir alle. Allerdings ist es auch nicht gerade klug ohne Hunger, dafür auch ohne Plan einkaufen zu gehen. Wer sich zu Hause mit einer Liste vorbereitet, läuft weniger Gefahr ungesunde Zutaten einzukaufen.
7. Tee und Wasser – Wer von Hunger attackiert wird, kann auch ganz einfach ein Glas Wasser, oder eine Tasse Tee trinken. Besonders Heiße Getränke sollen bei Heißhunger helfen. Darüber hinaus ist auch ein heißes Bad äußerst hilfreich. Man bekämpft also heiß mit heiß.
8. Früchte - Wasserhaltiges und ballaststoffreiches Obst sorgt für langanhaltendes Sättigungsgefühl.
9. Schlafen – Wer wenig schläft, hat generell auch mehr Hunger, weil dem Körper Energie fehlt. Wer also ausreichend schläft, schützt sich vor der Fressattacke.
10. Bitterschokolade – Wer glaubt, dass Schokolade immer eine Sünde ist liegt falsch. Ab einem Kakaoanteil von 65 Prozent ist ein Stück Schokolade durchaus vertretbar und hilft mit dem bitteren Geschmack gegen den Heißhunger.
11. Light Produkte – Wer sich denkt, dass man durch Light- Produkte Kalorien einspart liegt leider meistens falsch. Light Produkte führen oft dazu, dass man sich selbst erlaubt mehr zu Essen, weil das Produkt "light" ist. Leider schlägt dadurch die Wirkung in das Gegenteil um. Gerade bei einer Hungerattacke sollte man also die Finger davonlassen.

Tipps zum Durchhalteprogramm der Sirtfood-Diät

Die Sirtfood-Diät wirbt damit, dass pro Woche drei Kilogramm Gewichtsabnahme möglich sind. Doch der Weg zu dem eigenen Idealgewicht ist mit vielen Stolpersteinen gepflastert. Um das Programm jeder Diät durchzuhalten, gibt es ein paar Tipps, wie die verführerischen Fallen umgangen werden können.

Tipp 1: Die Gewichtsreduzierung erfolgt nicht linear, sondern in der einen Woche reduziert sich das Gewicht um 2kg, in der nächsten Woche aber nur um 0,5kg. Das ist nicht tragisch, sondern normal. Der Organismus funktioniert nicht wie eine Maschine oder gar ein Perpetuum mobile. Es gibt immer Tage, an denen auch einmal – unbewusst? etwas mehr gegessen wird als an den anderen Tagen. Auch muss sich der Organismus auf das veränderte Nahrungsangebot einstellen. Auch dazu wird Zeit und Geduld benötigt. Ein Aspekt und auch Tipp, um dennoch die Diät durchzuhalten, ist nicht nur eine Umstellung der Ernährung, sondern eine Umstellung der eigenen Einstellung. Wer es bisher gewohnt war, die Abende gemütlich vor dem Fernseher zu verbringen, sollte sich überlegen, die Abende mit Fitness oder einem Spaziergang bei Wind und Wetter zu kombinieren. Ein Spaziergang oder auch leichtes Jogging hat zudem den Effekt, dass vermehrt sogenannte Glückshormone ausgeschüttet werden. Der Wohlfühleffekt wird erhöht.

Tipp 2: Realistische Etappenziele setzen. Es macht keinen Sinn, sich ein Endziel zu setzen, das in weiter Ferne liegt. Die Etappenziele beziehen sich immer auf einige wenige Tage oder maximal zwei Wochen. Ist das Etappenziel erreicht, ist eine Selbstbelohnung sinnvoll. Die Selbstbelohnung kann sehr vielfältig aussehen: Mal ist es ein Kinobesuch, mal ein Glas Rotwein, oder auch nur das Genießen des Tages oder des Abends.

Tipp 3: Notizen helfen, die Etappenziele zu erreichen. Die Ernährungsplanung des nächsten Tages oder der nächsten Tage erleichtern den Einkauf und die Zubereitung des Essens. Außerdem kann auf diese Art und Weise auch sehr schnell erkannt werden, wenn die erlaubte Kalorienzahl überschritten wird.

Tipp 4: Restaurantbesuche sind erlaubt. Doch der genaue Blick auf die Speisekarte ist sinnvoll. Viel Salat, Gemüse und ein Stück Fleisch werden heute in fast jedem Restaurant lecker, kalorienarm und sehr ansehnlich für das Auge zubereitet. Bei den Getränken ist Zurückhaltung geboten. Am besten ist ein Mineralwasser.

Für den Erfolg einer Diät ist entscheidend, dass die Veränderungen im Gehirn verankert werden. Ohne diese Verankerung ist jede Unternehmung zum Scheitern verurteilt. Sich aus der gewohnten Komfortzone zu bewegen kann anfangs schwerfallen. Ist der erste Schritt jedoch getan und werden auch bereits erste kleine Veränderungen bemerkt, fällt das Weitermachen nicht mehr schwer. Wenig hilfreich erscheint auch, ein solches Programm innerhalb einer Gruppe durchzuführen. Denn manche betreiben die Diät vielleicht schon etwas länger. Dadurch werden Sehnsüchte geweckt, die dann innerhalb kürzester Zeit wiederum Realität werden sollen. Fällt die Realität aber nicht so aus wie sie angedacht war, kommt Enttäuschung auf. Aus Enttäuschung wird Frustration, aus Frustration werden Selbstzweifel. Die Folge: Das Programm wird aufgegeben. Wer an sich selbst glaubt, gerät auch nicht in Selbstzweifel. Kleine Schritte sind besser als große Sprünge. Mit kleinen Schritten ist das Ziel immer vor Augen, große Sprünge landen oft im Ungewissen.

Bonus

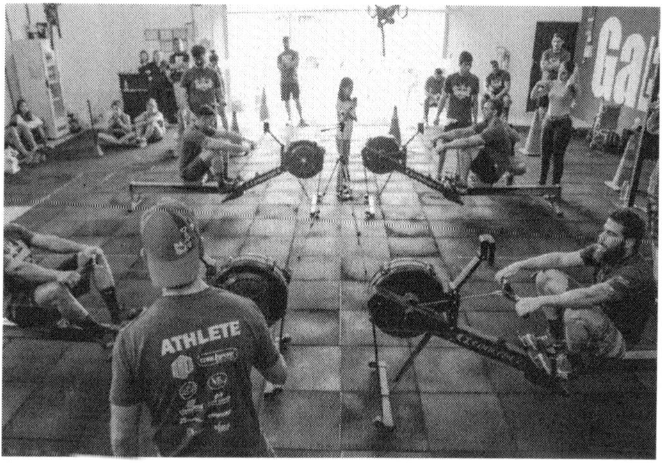

Tabatatraining

Das Tabata Training hat seinen Namen von Izumi Tabata. Dieser hat herausgefunden, dass intensive vierminütige Workouts, die man fünf Mal in der Woche durchführt, über den Zeitraum von sechs Wochen, zu einer massiv gesteigerten Sauerstoffverwertung führt. Darüber hinaus verbessert sich die Anpassung des aeroben Stoffwechsels enorm.

Das Tabata- Intervall dauert immer **20 Sekunden** lang. Die Pausenzeit zwischen den intensiven Intervallen beträgt dabei **10 Sekunden**. Normalerweise werden **4 Intervalle** ausgeführt. Insgesamt macht das **8 Minuten**. Bei dem Krafttraining werden im 20 Sekunden Intervall so viele Wiederholungen wie möglich ausgeführt. Die Anstrengung soll auf dem höchsten Level basieren.

Die klassische Workout-Dauer beträgt also **vier Minuten**. Allerdings wird das Tabata-Workout meistens verdoppelt um bessere Ziele zu erreichen.

Ein klassisches Workout sieht so aus

1. Intervall: 20 Sekunden Burpees - 10 Sekunden Pause
2. Intervall: 20 Sekunden Jumping Jacks - 10 Sekunden Pause
3. Intervall: 20 Sekunden Burpees – 10 Sekunden Pause
4. Intervall: 20 Sekunden Jumping Jacks – 10 Sekunden Pause
5. Intervall: 20 Sekunden Burpees – 10 Sekunden Pause
6. Intervall: 20 Sekunden Jumping Jacks – 10 Sekunden Pause
7. Intervall: 20 Sekunden Burpees – 10 Sekunden Pause
8. Intervall: 20 Sekunden Jumping Jacks – 10 Sekunden Pause

Eine Alternative Trainingsmöglichkeit ist beispielsweise

1. Intervall: 20 Sekunden Kettlebell Swings – 10 Sekunden Pause
2. Intervall: 20 Sekunden Rope Skipping – 10 Sekunden Pause
3. Intervall: 20 Sekunden Kettlebell Swings – 10 Sekunden Pause
4. Intervall: 20 Sekunden Rope Skipping – 10 Sekunden Pause
5. Intervall: 20 Sekunden Kettlebell Swings – 10 Sekunden Pause
6. Intervall: 20 Sekunden Rope Skipping – 10 Sekunden Pause
7. Intervall: 20 Sekunden Kettlebell Swings – 10 Sekunden Pause
8. Intervall: 20 Sekunden Rope Skipping – 10 Sekunden Pause

Hiit (= High Intensity Intervall Training)

Hiit steht für High Intensity Intervall Training. Diese Beschreibung klingt gleich, wie das zuvor beschriebene Training unterscheidet sich allerdings doch. Bei dieser Trainingsform arbeitet man mit unterschiedlichen Pausen und Intervallen. Während bei Tabata die Ziel Herzfrequenz bei 100 Prozent liegt, erreicht man beim Hiit „nur“ **80 bis 95 Prozent** der Herzfrequenz. Dafür sind die Belastungsintervalle bis zu **zwei Minuten** lang.

Ein Typisches Hiit Workout dauert zwischen **20 und 40 Minuten**. Auch dieses Training bringt enorme Vorteile. Durch das anstrengende Training erlangt man eine Verbesserung der aeroben Stoffwechselkapazität, gesteigerte Fettverbrennung und eine bessere Insulin Senilität.

Während Tabata Intervalle immer genau 20 Sekunden lang sind, gibt es beim Hiit einen größeren Spielraum. Intervalle reichen von **30 Sekunden bis zu 2 Minuten.** Sehr oft werden Belastungsphasen und Entlastungsphasen gleich lang eingesetzt. Bei der Zeiteinteilung gibt es eigentlich nur eine Regel: Je kürzer die Belastungsdauer anhält, desto höher sollte die Intensität der Belastung werden und desto länger sollte dann auch die Pause dauern.

Ein Trainingsplan könnte folgendermaßen aussehen

Aufwärmen: 1 Minute Sit-Ups – 1 Minute Pause

Die Sit-Ups nicht mit voller Intensität, sondern eher gemächlich. Sollte zum Aufwärmen dienen.

Mittelteil:

1. 30 Sekunden Seilspringen – 30 Sekunden Pause
2. 30 Sekunden Seilspringen – 30 Sekunden Pause
3. 30 Sekunden Seilspringen – 30 Sekunden Pause
4. 30 Sekunden Käfer- Crunch – 30 Sekunden Pause
5. 30 Sekunden Käfer- Crunch – 30 Sekunden Pause
6. 40 Sekunden Balance Warrior – 40 Sekunden Pause (Möglich auch mit Gewichten)
7. 40 Sekunden Balance Warrior – 40 Sekunden Pause
8. 40 Sekunden Squat & Pulldown – 40 Sekunden Pause
9. 40 Sekunden Squat & Pulldown – 40 Sekunden Pause
10. 20 Sekunden Planken Stellung – 20 Sekunden Pause
11. 15 Sekunden Planken Stellung – 15 Sekunden Pause
12. Hierbei so viele Wiederholungen wie möglich machen. Intensität liegt bi 90 Prozent

Abschluss: 1 Minute Sit-Ups – 1 Minute Pause – Auch hier nicht mit voller Intensität, sondern langsam wieder abbauen. Dehnübungen können helfen wieder runter zu kommen.

<u>Ein weiterer Trainingstag könnte folgender Maßen aussehen</u>

1. Intervall: 20 Sekunden Squats – 20 Sekunden Pause (Am Anfang noch nicht mit voller Intensität anfangen, sondern nach und nach aufbauen)
2. Intervall: 30 Sekunden Speed Squats – 30 Sekunden Pause (schneller werden – wie der Name verrät)
3. Intervall: 40 Sekunden Burpees – 40 Sekunden Pause
4. Intervall: 40 Sekunden Burpees – 40 Sekunden Pause
5. Intervall: 30 Sekunden Mountain climbers – 30 Sekunden Pause
6. Intervall: 30 Sekunden Mountain climbers – 30 Sekunden Pause
7. Intervall: 1 Minute Jumping lunges – 1 Minute Pause (Gegen Ende hin langsamer werden. Die Herzfrequenz sollte nicht mehr über 75 Prozent liegen)

Fazit

Die sogenannte Sirtfood-Diät ist eine Mischung aus mediterraner und ostasiatischer Küche. Die mediterrane Küche gilt weltweit als eine der gesündesten. Durch die bei dieser Diät empfohlenen Lebensmittel werden dem menschlichen Organismus keine zusätzlichen Sirtuin-Gene zugeführt. Vielmehr ist es eine Anregung der körpereigenen Sirtuine, aktiver zu werden.

Das Resveratrol, das in Weintrauben und vor allem Rotwein enthalten ist, hat in den letzten Jahren die Aufmerksamkeit der Wissenschaftler zunehmend in den Bann gezogen. Das Resveratrol hat vielfältige positive Wirkungen im Körper. Die Wirkungen sind jedoch unabhängig von Sirtuin.

Der Abnehmeffekt der Diät beruht in erster Linie auf der Kalorienreduzierung – in den ersten drei bis vier Tagen maximal 1.000 Kalorien, ab dem vierten bzw. fünften Tag sind maximal 1.500 Kalorien pro Tag erlaubt. Allein die Kalorienreduktion führt immer zu einer Gewichtsreduzierung. Insofern werden bei der sogenannten Sirtfood-Diät altbekannte Effekte in einer modernen Verpackung angeboten.

Literaturverzeichnis

1. Aggarwal B B, Bhardwaj A, Aggarwal RS, Seeram NP, Shishodia S, Takada Y: Role of resveratrol in prevention and therapy of cancer: preclinical and clinical studies. Anticancer Res 2004 (24): 2783-2840.
2. Banerjee KK, Ayyub C, Sengupta S, Kolthur-Seetharam U: Fat body dSir2 regulates muscle mitochondrial physiology and energy homeostasis nonautonomously and mimics the autonomous functions of dSir2 in muscles. Molecular and Cellular Biology 2013; 33: 252–64.
3. Bober E: Können Sirtuine den Alterungsprozessen entgegenwirken? Forschungsbericht 2008, Max-Planck-Institut für Herz- und Lungenforschung Bad Nauheim
4. Camfield DA, Stough C, Farrimond J, Scholey AB: Acute effects of tea constituents L-theanine, caffeine, and epigallocatechin gallate on cognitive function and mood: a systematic review and meta-analysis. Nutr Rev. 2014 Aug;72(8):507-22
5. Criqui MH, Ringel BL: Does Diet or Alcohol Explain the French Paradox? Lancet 1994 (344): 1719-1723.
6. Forgacs I, Loganayagam A: Overprescribing proton pump inhibitors. BMJ. 2008 Jan 5; 336(7634): 2–3.
7. Fulda S, Debatin KM: Sensitization for tumor necrosis factor-related apoptosis-inducing ligand-induced apoptosis by the chemopreventive agent resveratrol. Cancer Res 2004 (64): 337-346.
8. Gharahkhani P, Fitzgerals RC, Vaughan TL, Palles C, Gockel I, Tomlinson I et al.: Genome-wide association studies in oesophageal adenocarcinoma and Barrett's oesophagus: a large-scale meta-analysis. Lancet Oncology Published online August 12, 2016 http://dx.doi.org/10.1016/S1470-2045(16)30240-6
9. Goggins A, Matten G: Die Sirtuin Diät. Jung und schlank mit Genuss. Goldmann Verlag 2017
10. Graefe KH, Lutz W, Bönisch H: Duale Reihe Pharmakologie und Toxikologie, Thieme, 2016
11. Hayflick L: Biological aging is no longer an unsolved problem. Ann NY Acad Sci 2007; 1100: 1-13.
12. Hoffmann J: Charakterisierung der molekularen Wirkmechanismender Langlebigkeitsgene Sir2 und foxo und der epigenetischen Anpassungen an eine Nahrungsrestriktion in Drosophila melanogaster. Med Diss Kiel 2013

13. Hubbard BP, Gomes AP, Dai H, Li J, Case AW, Considine T, Riera TV, Lee JE, Lamming DW et al.: Evidence for a Common Mechanism of SIRT1 Regulation by Allosteric Activators. Science 2013; 339, 1216–1219.
14. Huxley A: Welt – wohin? Ein Roman der Zukunft (Übersetzt von Herberth E. Herlitschka), Insel, Leipzig 1932
15. Ide K, Yamada H, Takuma N, Park M, Wakamiya N, Nakase J, Ukawa Y, Sagesaka YM: Green tea consumption affects cognitive dysfunction in the elderly: a pilot study. Nutrients. 2014 Sep 29;6(10):4032-42.
16. Ignatowicz E, Baer-Dubowska W: Resveratrol, a natural chemopreventive agent against degenerative diseases. Pol J Pharmacol 2001; 53 (6): 557-569.
17. Josling P: Stabilisiertes Allicin. Anwendung und Wirkung. Books on Demand Norderstedt 2014
18. Keller, IC: So dick war Deutschland noch nie. Presseinformation der DGE (Deutsche Gesellschaft für Ernährung) vom 01.02.2017. https://www.dge.de/presse/pm/so-dick-war-deutschland-noch-nie
19. Lipsky MS, King M: Biological theories of aging. Disease-a-Month 2015; 61: 460–466
20. Marx J: Cancer research. Inflammation and cancer: the link grows stronger. Science 306 (2004) 966-968.
21. McCay CM, Crowell MF, Maynard LA: The effect of retarded growth upon the length of life span and upon the ultimate body size. Nutrition 1935; 5: 155–71
22. Medvedev ZA: An attempt at a rational classification of theories of ageing. Biol Rev Camb Philos Soc. 1990; 65(3):375-98.
23. Nathan PJ, Lu K, Gray M, Oliver C: The neuropharmacology of L-theanine(N-ethyl-L-glutamine): a possible neuroprotective and cognitive enhancing agent. J Herb Pharmacother. 2006;6(2):21-30
24. North BJ, Verdin E: Sirtuins: Sir2-related NAD-dependent protein deacetylases. Genome Biol. 2004; 5(5): 224.
25. Oberndorfer S: Karzinoide Tumoren des Dünndarmes. Frankfurter Zeitschrift für Pathologie, 1907, 1: 426–429.
26. Orwell G: Neunzehnhundertvierundachtzig. Übersetzt von Kurt Wagenseil. Diana, Rastatt 1950; Ullstein, Frankfurt am Main 1976
27. Pschyrembel. Klinisches Wörterbuch. De Gruyter. Berlin 2002
28. Roth L W, Polotsky A J: Can we live longer by eating less? A review of caloric restriction and longevity. Maturitas 2012, 71: 315–9.

29. Scherübl H, Faiss S,Zeitz M: Neuroendokrine Tumore des Gastrointestinaltrakts: Diagnostik und Therapie. Dtsch Med Wochenschr 2003; 128: 581-583

30. Scherübl H, Schaaf L, Raue F, Faiss S, Zeitz M: Hereditäre neuroendokrine gastro-enteropankreatische Tumoren und multiple endokrine Neoplasie Typ 1. DMW 2004; 129: 630-33 und 689-92.

31. Scherübl H, Streller B, Stabenow R, Herbst H, Höpfner M, Schwertner C et al.: Clinically detected gastroenteropancreatic neuroendocrine tumors are on the rise: Epidemiological changes in Germany. World J Gastroenterol 2013 December 21; 19(47): 9012-9019

32. Willcox D C, Willcox B J, He Q, Wang N, Suzuki M. : They really are that old: a
validation study of centenarian prevalence in Okinawa. The Journals of Gerontology. Series A, Biological Sciences and Medical Sciences 2008; 63: 338–49.

33. Wutka AS: In vitro Therapie des Cholangiozellulären Karzinom mit dem pflanzlichen Alkaloid Capsaicin. Med Diss Tübingen 2017

34. Your Guide to Blood Pressure Lowering. U.S. Department of Health and Human Services 2003

35. https://pixabay.com/de/grün-smoothie-grünen-spinat-422995/

36. https://pixabay.com/de/training-seile-workout-fitness-828764/

Haftungsausschluss

Der Inhalt dieses Buches wurde mit großer Sorgfalt geprüft und erstellt. Für die Vollständigkeit, Richtigkeit und Aktualität der Inhalte kann jedoch keine Garantie oder Gewähr übernommen werden. Der Inhalt dieses Buches repräsentieren die persönliche Erfahrung und Meinung des Autors und dient nur dem Unterhaltungszweck. Der Inhalt sollte nicht mit medizinischer Hilfe verwechselt werden. Es wird keine juristische Verantwortung oder Haftung für Schäden übernommen, die durch kontraproduktive Ausübung oder durch Fehler des Lesers entstehen. Es kann auch keine Garantie für Erfolg übernommen werden. Der Autor übernimmt daher keine Verantwortung für das Nicht-Erreichen der im Buch beschriebenen Ziele.

 Kontakt: Michel Schubert / Ermlinghofer Str. 25 / 44263 Dortmund Covergestaltung: Pseudonym
Coverfoto: depositphotos.com /publicdomainvectors.org/pixabay/thenounproject.com

Printed in Poland
by Amazon Fulfillment
Poland Sp. z o.o., Wrocław

58233050R00054